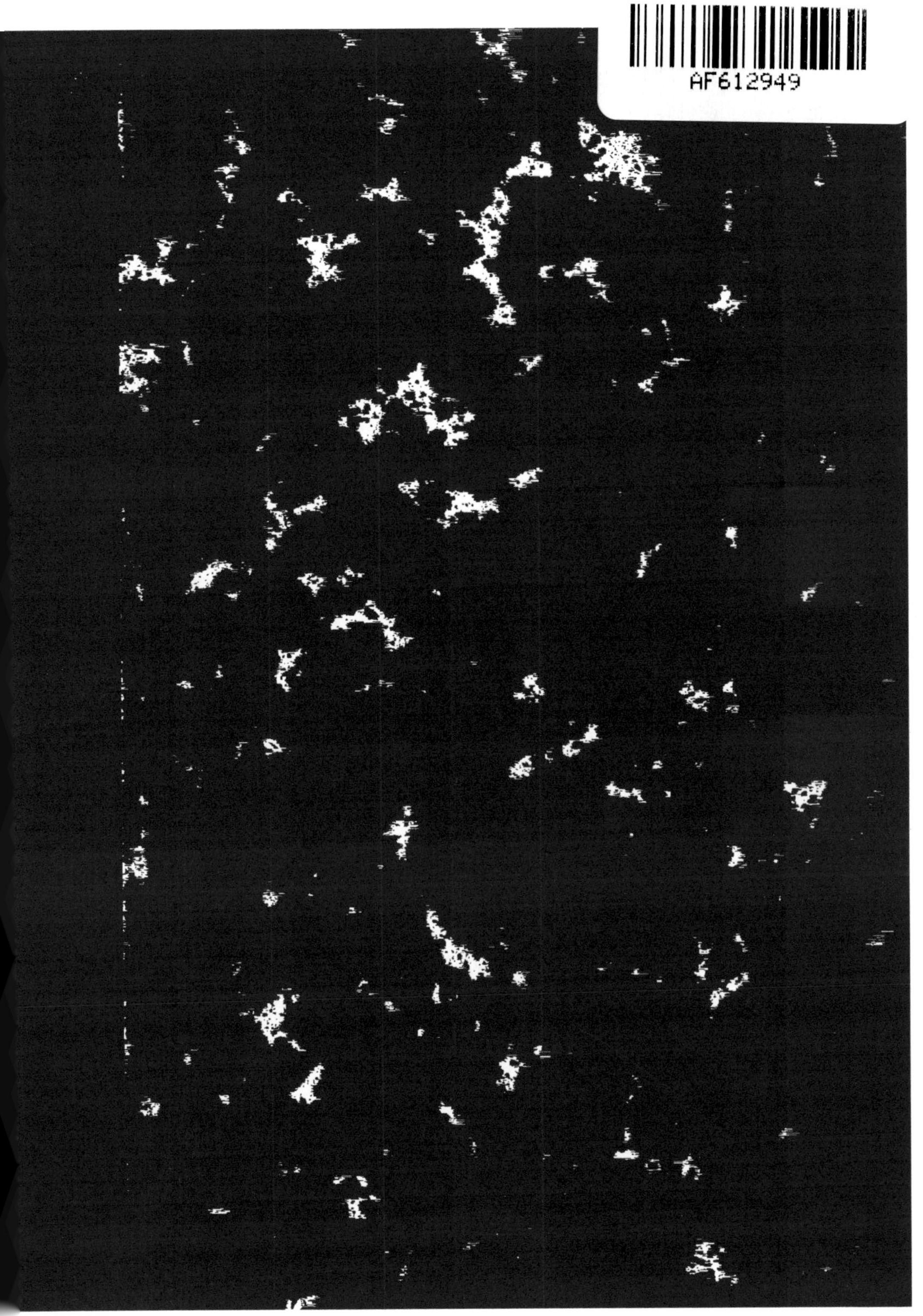

LE

MAGNÉTISME

EXPLIQUÉ PAR LUI-MÊME.

PARIS. — IMPRIMERIE DE L. MARTINET, RUE MIGNON, 2.

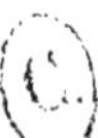

LE

MAGNÉTISME

EXPLIQUÉ PAR LUI-MÊME

OU

NOUVELLE THÉORIE

DES PHÉNOMÈNES DE L'ÉTAT MAGNÉTIQUE COMPARÉS AUX PHÉNOMÈNES
DE L'ÉTAT ORDINAIRE

PAR

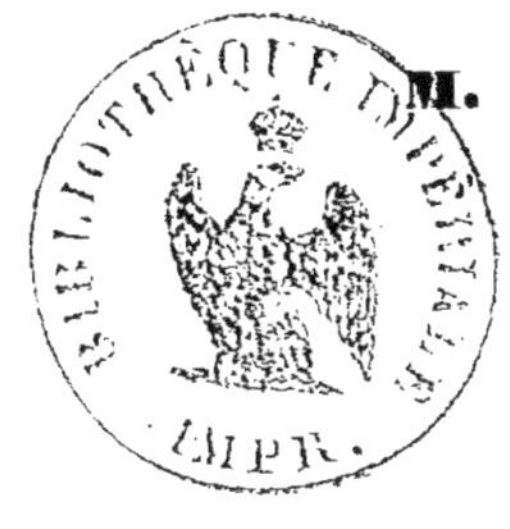

M. le docteur GARCIN.

> Le système qui explique les faits est le vrai.
> (MALEBRANCHE.)

PARIS,
GERMER-BAILLIÈRE, LIBRAIRE-ÉDITEUR,
RUE DE L'ÉCOLE-DE-MÉDECINE, 17.

1855

PRÉFACE.

Déjà plus d'un demi-siècle s'est écoulé depuis que le magnétisme a fait, à l'horizon des temps modernes, sa réapparition. Brillant météore, il attira tout d'abord l'attention générale; et pourtant, bien que, depuis lors, il n'ait, pour ainsi dire, jamais cessé d'être à l'étude, et qu'il ait donné naissance à une multitude d'écrits, il reste encore enveloppé du plus profond mystère. C'est en vain que les expériences et les théories se sont succédé; loin d'avoir fourni une solution satisfaisante à quelques-uns des nombreux problèmes que ce sujet soulève, elles n'ont pas même laissé derrière elles des conjectures assez vraisemblables pour qu'on puisse s'y arrêter.

Le magnétisme n'a pas encore pris place parmi les faits véritablement *humains*, c'est-à-dire parmi les faits qui, prenant leur origine dans la nature même de l'homme, sont, jusqu'à un certain point, accessibles aux investigations de la science. Sans doute, les phénomènes par lesquels il se manifeste ne sauraient plus être niés sérieusement; mais, une suite de phénomènes isolés, sans principe certain auquel on les rattache, ne peuvent plus suffire aux besoins de l'époque. Il faut aujourd'hui en trouver la raison. Vainement prodigue-t-on les séances magnétiques à la curiosité du public; vainement entasse-t-on volume sur volume, l'opinion générale reste stationnaire, toujours flottante et divisée.

En ce moment, plus que jamais, les esprits pourraient être rangés en trois catégories, relativement à la question qui nous occupe : les *incrédules*, les *enthousiastes* et les *timorés*.

Incrédule, on persiste à nier systématiquement les faits les mieux avérés; on crie à l'imposture, à l'imagination : comme si l'imagination, dès qu'elle produirait de semblables phénomènes, ne serait pas elle-même un phénomène plus étonnant que tous ceux qu'on veut bien lui attribuer! Quelquefois, cependant, en présence des faits qui se passent sous ses yeux, l'incrédule rentre en lui-même, et dit : *Il y a là quelque chose ;* mais, aller plus loin, serait, selon lui, compromettre l'honneur de sa raison.

Enthousiaste, au contraire, on ne trouve de vérité,

de certitude, que dans le magnétisme. On y cherche, avec témérité, la réponse à des questions que l'esprit humain ne saurait résoudre ici-bas. Éblouie par l'éclat des phénomènes, l'intelligence perd, en quelque sorte, la faculté de voir. Dans l'impossibilité où elle est de tout concilier, de ramener à un seul faisceau les traits de lumière qui lui arrivent de toute part, elle s'arrête aux apparences, sans se mettre en souci des contradictions. De là ces théories où se trouvent confondues pêle-mêle les notions les plus distinctes, l'esprit et la matière, l'âme et le fluide, Dieu et le monde : théories auxquelles rien ne fait défaut, comme on le voit, le bon sens excepté.

Enfin, *timoré*, on s'exagère les dangers du magnétisme ; on redoute les connaissances sorties d'une source aussi suspecte, et l'on croit y entrevoir ces lueurs perfides que le *malin* fait briller aux yeux de l'homme, pour le séduire et l'égarer ; comme si donner les conseils les plus salutaires, démontrer l'immortalité de l'âme, en faisant mieux ressortir sa nature, proclamer bien haut la sagesse infinie de cette lumière divine, devant laquelle la lucidité des *voyants* n'est qu'une ombre, comme si tout cela pouvait être inspiré par l'esprit de ténèbres !

Ce serait s'épuiser en vains et inutiles efforts que de vouloir convaincre les incrédules, calmer les enthousiastes, dissiper les scrupules des personnes timorées ;

aussi telles ne sont pas mes prétentions. Je viens, après beaucoup d'autres, proposer, non pas une solution définitive, mais un essai de solution des problèmes magnétiques, considérés surtout au point de vue psychologique. Cet essai ne m'appartient pas, à proprement parler : il n'est autre chose que le fruit de mes entretiens avec une somnambule fort lucide, que je magnétise depuis de nombreuses années. Ce sont ses idées, éclaircies par la discussion, que j'expose ; il m'en coûte d'autant moins de l'avouer que je préfère la vérité à l'originalité. J'écris donc, non pour ceux qui n'ont rien vu ou qui ne veulent rien croire, mais pour ceux qui ont vu et qui croient. Tout homme peut recueillir des faits et se convaincre, lorsqu'il est sincère ; mais, il n'appartient qu'au sujet lucide d'expliquer et de faire comprendre l'état où il se trouve. Or, la théorie, dont je suis l'interprète, m'ayant paru rendre un compte assez exact des phénomènes que cet état présente, j'ai cru qu'après m'avoir satisfait moi-même et quelques amis, elle ne serait peut-être pas inutile à certains esprits qui cherchent sérieusement à dissiper les mystères dont le magnétisme est environné.

D'ailleurs, le besoin de quelques idées saines sur cette matière se fait sentir d'autant plus vivement que, depuis ces dernières années, il se manifeste une tendance générale vers le merveilleux. On a placé le surnaturel partout : dans une table qui parle ou qui danse, dans une main qui écrit à l'aventure ce que le hasard a dicté, etc. Là-dessus, les imaginations s'exaltent ; il semble que, saisies de vertige, les têtes elles-mêmes se soient mises à tourner. — Sans doute, on doit reconnaître le surnaturel là où il existe ; mais il faut bien se garder de le porter dans les choses où il n'est pas, et, par une confusion fâcheuse, de compromettre ainsi tout à la fois les grandes vérités de la religion et les bases de la philosophie.

Or, l'origine du mouvement que je viens de signaler se trouve, en grande partie, dans le magnétisme, surtout dans le magnétisme lucide. C'est donc par là qu'il faut commencer, si l'on veut un peu démêler le vrai du faux dans les objets si variés de la curiosité contemporaine. Cette étude est, d'ailleurs, plus importante qu'on ne le pense. Une fausse explication des phénomènes magnétiques ne serait pas une erreur secondaire ou purement spéculative, mais une erreur fondamentale, féconde en conséquences pratiques ; car les plus hautes questions, non-seulement de psychologie et de métaphysique, mais encore de morale, se rattachent à celle du magnétisme.

Je ne saurais terminer cette préface, sans donner au lecteur un petit éclaircissement sur le terme de *fluide magnétique*, par lequel je commence. Ce mot, dans le courant de mon ouvrage, désigne l'agent dont le sujet lucide se sert, pour voir à distance, et qui le met à même d'exercer les facultés appartenant à l'état magnétique. On verra quel est le principe qui lui répond dans l'état ordinaire ou naturel.

TABLE.

Préface. v
Ordre des questions. 1

PREMIÈRE PARTIE.

FLUIDE OU PRINCIPE VITAL DANS L'ÉTAT ORDINAIRE.

Chapitre Ier. — Du fluide vital. 4
§ 1. Ce que j'entends par fluide vital. 4
§ 2. Le fluide vital n'est pas le fluide nerveux. 19
§ 3. Le fluide vital n'est pas l'âme. 24
Chapitre II. — État de veille. — Équilibre parfait entre les facultés de l'homme. 31
Chapitre III. — Sommeil. — Rêves. — Songes. 35
Chapitre IV. — Somnambulisme naturel. — Fragments écrits par une personne dans cet état. 44

DEUXIÈME PARTIE.

FLUIDE VITAL MODIFIÉ PAR L'ACTION D'UN FLUIDE ÉTRANGER, OU PASSAGE DE L'ÉTAT ORDINAIRE A L'ÉTAT MAGNÉTIQUE.

Chapitre Ier. — Influence du magnétiseur. — Conditions de cette influence. 73
Chapitre II. — Effets différents qui résultent de la communication des fluides. 83
Chapitre III. — Magnétisme complet. — Ordre des phénomènes physiologiques. — Du siége de la perception dans l'état magnétique. 90
Chapitre IV. — Phénomènes psychologiques. — Sentiments d'une somnambule s'éveillant pour la première fois à la vie magnétique, décrits par elle-même. 98

TROISIÈME PARTIE.

FACULTÉS PARTICULIÈRES A L'ÉTAT MAGNÉTIQUE.

CHAPITRE Ier. — Parallèle entre l'état ordinaire et l'état magnétique 108
CHAPITRE II. — Perception extra-sensuelle, ou lucidité. — Son double objet. — Réflexions préliminaires sur l'exercice de cette faculté. 114
CHAPITRE III. — Lucidité s'exerçant sur les choses purement matérielles, voisines ou éloignées. — Voyage dans les astres. — Perception ordinaire et perception magnétique comparées. 120
CHAPITRE IV. — Lucidité s'exerçant sur les pensées. 135
CHAPITRE V. — Des sensations dans l'état magnétique. — Elles y dépendent de la volonté du magnétiseur ou du magnétisé. — Considérations sur la folie. 146
CHAPITRE VI. — Peut-on communiquer avec les esprits dans l'état magnétique? — De l'extase. — Aveux de ma somnambule. — Un mot, en passant, sur les tables tournantes et parlantes. 160
CHAPITRE VII. — Mémoire dans l'état magnétique. — Perte des souvenirs en revenant à la vie commune. 173
CHAPITRE VIII. — De la faculté de prévision. — Double question à ce sujet. 189
CHAPITRE IX. — Fluide et intelligence. 203
CHAPITRE X. — Résumé sur les fonctions du fluide vital considéré comme sens unique de l'âme. 206

MAGNÉTISME

EXPLIQUÉ PAR LUI-MÊME.

ORDRE DES QUESTIONS.

I. *Le fluide magnétique n'est autre chose, selon moi, que le fluide ou principe vital, modifié par l'action d'un fluide étranger, mais identique.*

Il serait inutile de commencer par une discussion sur cette définition; on en trouvera, dans la suite de l'ouvrage, un commentaire assez explicite. Il me suffit, pour le moment, qu'elle résume, en peu de mots, tout ce que j'ai à dire sur le magnétisme. C'est à ce titre que je la rapporte ici; c'est aussi pour éviter tout embarras au lecteur, et pour lui donner, dès les premières lignes, une idée générale des résultats auxquels je suis arrivé.

II. Il est certain, et c'est la pensée qui m'a dirigé dans ces études, que le principe des phénomènes magnétiques existe dans l'état ordinaire ou naturel; tout le monde doit tomber d'accord sur ce point. Magnétiser une personne et la rendre lucide, ce n'est pas lui donner une âme nouvelle, une intelligence et des facultés nouvelles; c'est modifier les conditions où se trouve son âme, son intelligence; c'est modifier l'exercice de ses facultés.

III. Je vais plus loin, et prétends que non-seulement ce principe existe dans l'état ordinaire, mais encore qu'il s'y manifeste par des faits analogues à ceux que l'on remarque dans l'état magnétique. Les faits dont je veux parler ne sont pas des singularités, des cas extraordinaires qui ne puissent être que rarement observés, et dont l'existence soit le moins du monde problématique. Ils sont communs et fréquents, se renouvellent tous les jours, à toute heure, à tout moment; l'habitude seule est cause qu'ils sont peu remarqués. Toutefois, il est évident que si, après en avoir constaté le principe, on pouvait démêler la manière dont ils se produisent, les phénomènes magnétiques, rattachés à ce même principe, ne paraîtraient plus si étonnants et surtout ne prêteraient plus à tant de ridicules et inintelligibles explications.

IV. Chercher dans l'étude même de l'état ordinaire, le principe des phénomènes magnétiques; en démêler et en constater rapidement les effets naturels: examiner, en second lieu, comment ce principe se trouve modifié par l'action magnétique, et indiquer les conséquences nécessaires de cette modification: étudier ensuite, avec plus de détails, certaines facultés dont le nouveau mode d'exercice constitue l'état magnétique, et les comparer à ces mêmes facultés dans leur développement spontané, tel est le plan que je me suis efforcé de suivre. Il est si simple et si naturel, que je m'étonne qu'il ne se soit pas présenté d'abord à l'esprit de ceux qui m'ont précédé dans l'étude de l'état magnétique.

V. Comme le principe dont il s'agit ici ne saurait être distinct du fluide ou principe vital, dans le sens que je l'expliquerai, cet ouvrage se divise de lui-même en trois parties :

1° Fluide vital dans l'état ordinaire ;

2° Fluide vital modifié par l'action d'un fluide étranger, ou passage de l'état ordinaire à l'état magnétique ;

3° Facultés particulières ou dont le mode d'exercice est particulier à l'état magnétique.

PREMIÈRE PARTIE.

FLUIDE OU PRINCIPE VITAL DANS L'ÉTAT ORDINAIRE.

CHAPITRE PREMIER.

DU FLUIDE VITAL.

§ I. Ce que j'entends par fluide vital.

1. Par fluide vital, on pourrait entendre *l'agent intermédiaire de l'âme et du corps.*

S'il y a dans l'homme deux substances, et si ces deux substances sont intimement unies, il est permis, je crois, d'appeler *fluide vital* le principe de cette union, qui d'ailleurs ne se manifeste jamais autrement que par la *vie.*

Mais cette notion, quoique vraie dans le fond, est trop générale, trop vague. Elle n'offre rien de précis à l'esprit, et, de plus, elle ne fait pas connaître le point de vue particulier sous lequel je me propose d'envisager le fluide vital.

Pour moi, j'appelle fluide vital *le principe qui met notre âme en communication avec les objets extérieurs ou physiques.*

Nous sommes en rapport avec le monde extérieur;

or, le fluide vital forme, à mon avis, le lien de ce rapport. Il est l'instrument de l'âme dans la perception des choses matérielles. C'est là son rôle spécial; et, qu'on le remarque bien, ce rôle ne s'étend pas au delà. On expliquera ailleurs comment l'âme, sur les données du fluide, peut s'élever à des connaissances plus abstraites, par exemple, à la vue des pensées. Il ne s'agit ici que de déterminer rigoureusement son objet propre et particulier.

II. Ce fluide existe-t-il? Il existe au moins pour les fonctions que je lui attribue; nous communiquons avec le monde physique, et j'appelle fluide vital ce par quoi s'opère une telle communication. Un exemple éclaircira ma pensée.

Voilà une personne qui jouit de tous ses sens; elle voit, elle entend, elle flaire, en un mot, elle communique pleinement avec le monde extérieur. Je la magnétise; — elle s'endort. — Ce qui me frappe en elle, aussitôt qu'elle est dans l'état magnétique, c'est qu'elle est isolée des objets qu'elle saisissait, quelques minutes auparavant, par la vue et par l'ouïe. Laissons de côté les moyens nouveaux de connaître que l'action magnétique peut avoir développés en elle; car elle parle et raisonne très bien. Ce qu'il y a de certain, au premier coup d'œil, c'est que la communication qui s'opérait par les sens est brisée : son œil ne voit plus, son oreille n'entend plus; tout cela momentanément; puisqu'une fois qu'elle est soustraite à l'influence magnétique, les fonctions des sens recommencent. Il y a donc *quelque chose* en elle dont la présence fait que ses yeux voient et que ses oreilles entendent. Or, ce *quelque chose*, je le nomme fluide vital.

III. Si ce fluide existe, quelle est sa nature? Est-il spirituel ou matériel? Tiendrait-il à la fois, pour mieux remplir son rôle de médiateur, de la substance matérielle et de la substance spirituelle?

Il serait prématuré d'examiner cette question maintenant. Ce n'est qu'après avoir constaté les effets d'un agent, qu'on a quelque droit de prononcer sur sa nature. Au reste, donnez au problème telle solution qu'il vous plaira; faites ce fluide spirituel ou matériel, l'union de l'âme et du corps n'en est pas mieux expliquée; dans tous les cas, elle reste un mystère impénétrable à l'intelligence humaine. Je ferai observer, toutefois, que si l'âme ne connaît, par l'entremise du fluide, que les objets physiques, c'est déjà, sans rien préjuger, une assez forte présomption en faveur de ceux qui prétendent qu'il est matériel.

IV. Nul doute que le fluide vital, instrument de l'âme dans ses rapports avec le monde physique, ne soit en même temps le principe des fonctions purement organiques, dont l'ensemble constitue la vie; nul doute aussi que, ses effets à distance une fois bien constatés, il ne puisse être employé comme agent thérapeutique dans un grand nombre de maladies, la vie venant, pour ainsi dire, au secours de la vie. Mais le but de mon ouvrage n'est pas d'étudier le fluide vital sous ces différents points de vue, auxquels je ne toucherai qu'en passant. La question, telle que je l'envisage, est psychologique; elle n'appartient à la physiologie et à la thérapeutique que par accident. Je considère le fluide vital comme le sens unique de l'âme, comme le sens générateur, dont tous les autres dépendent et ne sont que des ramifications. Dès lors, modifier ce fluide sera nécessairement modifier les rapports de l'âme avec les objets extérieurs.

V. Or, parmi ces objets, le premier avec lequel communique notre âme, dans l'état ordinaire comme dans l'état magnétique, c'est le corps, c'est-à-dire, suivant l'expression de Pascal, *une certaine portion de matière* qui lui est soumise, et sur laquelle peut s'exercer son activité.

Il est inutile de décrire et même de rappeler les nombreux phénomènes qui résultent de cette union. On peut les ramener à deux principaux : la sensation et le mouvement. Je prends ici la sensation dans l'acception vulgaire du mot; on verra plus loin qu'il y a dans la sensation, considérée sous ce point de vue général, un élément qui en est tout à fait distinct.

D'après la notion qui a été donnée du fluide vital, ce fluide serait donc l'agent de la sensation et du mouvement. Ainsi, par lui, le corps serait, d'un côté, le *lieu* des sensations de l'âme, et, de l'autre, le centre de ses opérations mécaniques.

Je ne pense pas qu'aucune difficulté sérieuse ait pu s'élever encore. Il est certain que je sens; il est certain que j'imprime à mes organes toutes sortes de mouvements; il m'est bien permis d'appeler fluide vital ce par quoi s'opèrent ces divers phénomènes.

VI. Mais, si ce fluide est en nous le principe de la sensation et du mouvement, son action s'arrête-t-elle aux limites de notre propre organisation? Le corps est-il, à la fois, le premier et le seul objet matériel avec lequel notre âme communique par son intermédiaire? La seule fonction de cet agent serait-elle d'imprimer le mouvement au corps, suivant les volontés de l'âme, et de le rendre susceptible de recevoir l'impression des choses extérieures? N'y a-t-il, dans nos rapports avec le monde matériel, que le seul fait de cette impression, à la suite de laquelle notre âme connaît l'existence et les différentes propriétés des objets physiques?

Voilà, si je ne me trompe, la question ramenée à ses termes les plus généraux et les plus simples; ce point est fondamental, il domine tout. Il s'agit, en constatant l'action *externe* du fluide vital, même dans les phénomènes naturels, de trouver ce que ces phénomènes ont de commun avec ceux de l'état magnétique, le point où ils se rencontrent avant de se manifester sous des caractères si divers, et, à première vue, si opposés.

Une fois ce point commun déterminé, tout s'expliquera facilement; les contradictions apparentes s'évanouiront; les phénomènes les plus extraordinaires se montreront rattachés au même principe et soumis à la même loi.

VII. Mais, ce point commun, on ne saurait le déterminer avec les idées qu'on a sur la perception des choses extérieures dans l'état naturel : idées incomplètes, puisqu'il est des faits qu'elles ne peuvent expliquer. On ne reconnaît, en effet, dans cette perception, que l'action de l'objet sur les organes des sens. Une montagne, par exemple, est placée devant moi; je la vois, parce que son image se peint sur la rétine de mon œil, et produit un certain ébranlement à mon cerveau. Un concert se fait entendre à quelques pas du lieu où je suis; les sons en arrivent jusqu'à moi, par suite des agitations de l'air que causent les vibrations des instruments; ces agitations se propagent comme des ondes, et, venant frapper le tympan de mon oreille, excitent en moi le sentiment de l'harmonie produite par le concert. Il en est de même pour tous les autres sens; c'est toujours l'objet extérieur qui arrive à l'âme, et cela uniquement parce qu'il agit sur les sens. On se représente l'âme dans le cerveau comme dans une salle d'audience, où elle est exclusivement renfermée; ce n'est que par les ébranlements organiques qui viennent y retentir, qu'elle juge de la présence et de la qualité des objets matériels. Telle est la loi qui règle les rapports de l'âme avec le monde extérieur; un objet ne se manifeste à elle que par la propriété dont il jouit d'affecter les sens.

VIII. Cette manière d'expliquer les choses paraît embrasser la plupart des faits, et, s'il en était toujours ainsi, je croirais inutile de chercher à pénétrer plus avant. Mais, comme je l'ai déjà dit, il en est dont elle ne rend pas compte; et, ne pût-on en citer qu'un seul, un seul légitimement attesté, il n'en serait pas moins vrai que cette théorie, si c'en est une, est incomplète, et qu'il y a, dans la perception des objets extérieurs, un élément méconnu.

Or, contrairement à ce qu'elle implique, il est démontré qu'on peut se mettre en rapport avec des objets n'affectant actuellement aucun de nos sens, placés même au delà des bornes où leur exercice est possible. Le magnétisme lucide en offre une foule d'exemples incontestables. Qu'on laisse de côté tout autre phénomène plus extraordinaire, et, par là même, plus ou moins suspect ; qu'on s'en tienne au seul fait de la perception ; il est facile de constater que cette perception a lieu sans l'intermédiaire des sens.

En effet, de l'examen le plus superficiel de l'état magnétique, il résulte :

1° Que les objets extérieurs, affectant actuellement les organes, ne provoquent *par eux-mêmes* aucune perception. Ils peuvent être perçus, mais ce n'est plus à la suite des impressions qu'ils produisent sur les sens ; ces impressions, purement organiques, n'apprennent rien à la personne magnétisée. On cite des exceptions à cette règle ; il en sera tenu compte dans le courant de l'ouvrage.

2° Que l'âme voit des objets qui ne peuvent, en aucune manière, affecter présentement les sens. Qu'importe la distance ? Voir à des milliards de lieues, n'est pas plus étonnant que voir à quelques kilomètres, lorsque les sens ne peuvent concourir à la vision.

IX. L'action magnétique donne-t-elle un sixième sens, ou se détache-t-il, de la personne qui magnétise, un petit-être doué de la faculté de percevoir, et dont la personne magnétisée se serve, comme d'un courrier extrêmement prompt, pour apprendre ce que ses sens lui laisseraient ignorer ?

Je laisse à d'autres ces faciles hypothèses, et n'admets pas qu'il y ait, dans l'état magnétique, de principe nouveau, de facultés nouvelles proprement dites, c'est-à-dire dont le germe ne se trouve dans l'état ordinaire. Dès lors, toute la difficulté consiste à concilier les phénomènes que présentent ces deux états : difficulté toujours éludée par ceux qui ont abordé, jusqu'ici, les intéressantes questions que soulève le magnétisme lucide. On s'est contenté de dire *que l'âme, sous l'influence magnétique, éprouve de soudaines illuminations,* qu'*elle est dégagée des liens du corps, qu'elle voit, par intuition, comme les purs esprits, que le magnétisme jette un demi-jour effrayant sur le monde invisible.....*

Sans doute, il y a quelque chose de semblable dans l'état magnétique ; mais ce sont là des conséquences à déduire, et non des principes à poser. Sans principes, toutes ces belles phrases ne signifient rien, et, de plus, elles donnent une fausse idée de l'état lucide, en le faisant considérer comme une anomalie, comme une dérogation manifeste à l'ordre invariable suivant lequel s'établissent les rapports de l'âme avec les objets extérieurs. Raisonner ainsi, c'est imiter celui qui, voyant un ballon ou de la fumée monter en l'air, soutiendrait que tous les corps ne sont pas soumis à la loi de la pesanteur.

Avant d'en venir à cette question si répétée : *Comment voit-on dans l'état magnétique* ? il fallait, confrontant les phénomènes de l'état magnétique avec ceux de la vie commune, répondre à celle-ci : *Comment voit-on dans l'état naturel?* On n'eût pas manqué de reconnaître, en suivant cette marche, qu'il y a, dans la perception des choses extérieures, un élément dont on ne tient pas généralement compte. Car toujours on suppose l'action du fluide vital bornée aux organes des sens; d'où résulterait l'impossibilité absolue qu'un objet, n'affectant pas ces organes, puisse se manifester à l'âme. Or, un grand nombre de faits démentent cette conclusion.

Ce qui vient d'être dit sur la perception, on peut l'appliquer au mouvement; ici la même question revient. Le rôle du fluide, considéré sous ce point de vue, est-il absolument restreint dans les limites de l'organisation? Non, puisqu'il est possible d'exercer à distance une action réelle sur des organes qui ne sont pas les nôtres, et cela, par le simple pouvoir de la volonté. Le magnétisme en offre encore des exemples. J'en déduis que, telle ou telle circonstance donnée, l'action motrice du fluide sur les organes peut franchir les limites de ceux-ci, de même que la faculté de voir les objets extérieurs cesse quelquefois d'être bornée par les sens. Mais ne nous occupons ici que de la perception.

X. Quel est donc, à notre avis, le point commun à la vision naturelle des choses extérieures, et à la vision qui s'opère sous l'influence magnétique? Je dis point commun, et non pas principe; car, s'il n'est pas vraisemblable qu'il y ait en nous deux principes différents pour remplir les mêmes fonctions, le fluide vital sera l'agent de l'âme dans l'état magnétique, comme dans l'état ordinaire, et la question de principe est résolue.

Je sais qu'on attribue généralement au fluide nerveux la production des phénomènes magnétiques; mais cela me paraît ou une erreur ou une confusion de mots. L'agent de l'âme, dans ces phénomènes, comme dans tout rapport avec le monde extérieur, je l'appelle fluide vital; terme qui semble mieux exprimer sa nature. Car, modifier cet agent, c'est modifier la vie, et les phénomènes qui en résultent accusent d'eux-mêmes un nouveau mode d'existence. Mais revenons au point commun qu'il s'agit enfin de déterminer.

Ce point commun me paraît être *une sorte de communication directe du fluide vital avec les choses extérieures, voisines ou éloignées;* communication qui peut s'établir de deux manières, avec ou sans le secours des sens. De là cette diversité de phénomènes que présentent l'état naturel et l'état magnétique.

Donnons un exemple. Une personne magnétisée voit de Paris et décrit un objet à Rome. Voici, sur ce fait, le raisonnement de ma somnambule; car, c'est elle qui m'a donné l'idée de chercher dans les phénomènes naturels la raison des phénomènes magnétiques, me répétant sans cesse, lorsqu'elle était interrogée sur ces derniers, que l'état magnétique n'était autre chose qu'un changement dans les rapports de l'âme avec les objets du dehors, et qu'il fallait, par conséquent, étudier ces rapports à l'état normal, avant de les étudier modifiés. Mais laissons-la parler elle-même sur l'exemple supposé.

« Une somnambule voit de Paris un objet qui est à » Rome. Admettons que c'est moi —; je vous ferai » mieux comprendre. Je vois donc en ce moment un » objet ou une personne dans la capitale de notre monde » chrétien. Vous ne pouvez pas dire que cet objet vient » se peindre sur la rétine de mon œil; il ne se mani- » feste donc pas à moi, par la propriété commune à » tout objet matériel d'affecter les sens, le corps. Il » est trop éloigné pour cela. Mais, d'un autre côté, » pour qu'il me devienne présent, ne faut-il pas qu'il » y ait une certaine communication entre lui et moi, » et cette communication, peut-on se la représenter » autrement que directe? Car, ici plus d'organe qui » réfléchisse l'objet et reçoive son image; plus d'im- » pression faite sur les sens, et, par suite, plus d'illu- » sion possible sur le rôle du fluide vital.

» Mon âme irait-elle se promener à Rome, une fois » dégagée des entraves du corps par l'action magné- » tique?

» C'est à peu près ce que je me figurais autrefois; » mais, en y réfléchissant mieux, j'ai vu que cela ré- » pugnait à la nature de l'âme. Elle est spirituelle; or, » comment concevoir un principe spirituel en voyage? » Elle est sans étendue; comment se la représenter » allant et venant; et, d'ailleurs, on ne se la représente » pas; c'est un mauvais mot. L'âme n'occupe aucun » lieu; elle n'est pas comme un petit point noir dans » le cerveau. Elle est là où se montre son action. Or, » quand je vois un objet à Rome, mon âme ne se » manifeste pas en Italie, mais là où est mon corps, » qui n'a pas changé de place.

» On me dira, peut-être, que mon âme voit réelle-
» ment la chose là où elle est, et que mon fluide par
» lui-même ne voit rien. Sans doute, et je voudrais
» que tout le monde convînt de cela comme moi. A la
» rigueur, mon âme n'est pas plus dans mon corps
» qu'en Italie. Mais le corps est vraiment le siége de
» l'âme, en ce sens qu'il est le centre de ses commu-
» nications avec la terre. C'est de là que le fluide se
» répand au dehors, et l'âme voit partout où cet agent
» peut s'étendre, sans qu'on puisse dire qu'elle se
» promène et change de place. Ainsi, ce n'est ni par
» mes sens ni par un voyage de mon âme que j'ai vu
» l'objet en question. Les sens ne sont affectés que par
» un objet présent, et l'âme ne peut se promener, à
» travers les espaces, comme un fluide extrêmement
» subtil. La vision s'est faite par *un quelque chose* qui
» est ma vie, mon fluide vital. C'est par ce fluide qu'on
» voit toujours, et l'on voit de différentes manières,
» suivant les conditions où il est placé. »

XI. On s'étonne que l'âme puisse connaître, par le fluide vital, des choses aussi éloignées. Il y a mille faits de ce genre ; mais, pour moi, je ne conçois guère mieux la possibilité de voir, même avec nos sens, les divers objets qui nous environnent, ou qui sont plus ou moins éloignés de nous ; de saisir, par exemple, avec un aussi petit organe que l'œil, ces grands corps lumineux, placés, dans le ciel, à des distances incommensurables. Ces phénomènes de tous les jours et de tous les instants, ne me paraissent pas moins merveilleux que le phénomène magnétique cité plus haut. Seulement, dans ce dernier, les sens ne concourent pas, ostensiblement du moins, à la perception, et c'est ce qui surprend. Nous proposerons, plus loin, quelques idées sur le *comment* du fait, en prenant notre point de départ dans l'état naturel; — le *pourquoi* est un mystère.

L'action externe du fluide vital, étant une fois bien constatée, même par un seul exemple pris, soit dans l'état naturel, soit dans l'état magnétique, comme cet agent, bien que susceptible d'être modifié, ne peut, au fond, changer de nature, nous sommes logiquement obligés d'admettre qu'il agit toujours d'une manière analogue; sinon, ce ne serait plus le même agent; et, dans ce cas, je poserai les questions suivantes : Comment le magnétiseur pourrait-il donner ce qu'il n'a pas? Comment pourrait-il modifier et développer dans la personne magnétisée ce qui ne s'y trouve pas?

XII. De ces principes, ou, si l'on veut, de cette hypothèse, tirons quelques conséquences.

1° Le fluide vital étant l'unique agent de l'âme, pour l'état naturel aussi bien que pour l'état magnétique, les choses extérieures ne se manifesteraient pas à nous par cela seul qu'elles impressionnent nos sens, mais parce que, de plus, un rapport s'établit entre elles et l'âme, à l'occasion du fluide vital.

2° Dans l'état naturel, ce fluide se répandrait de lui-même sur tout ce qui nous environne, à la suite des impressions faites sur les sens.

3° L'homme porterait avec lui tout son fluide, qui n'est autre chose que sa vie; véritable force rayonnante dans tous les sens, dont le centre et le point de départ serait le corps, et, dans le corps, le cerveau. C'est de là qu'il se répandrait; c'est là qu'il se renouvellerait, pour être toujours à même d'exécuter les volontés de l'âme et de recueillir les sensations venues du dehors.

4° La vue ne serait, à la lettre, qu'*un toucher lointain*. Les sens, *comme moyens de perception*, ne seraient que des modifications particulières de ce sens unique et général, par lequel ils s'exercent et reçoivent la vie. *Comme organes*, ils seraient, dans l'état ordinaire, les canaux naturels et indispensables du fluide; ils en régleraient et en limiteraient l'usage, de manière qu'il se répande avec mesure, lorsque les sens sont ébranlés, et qu'ensuite, par le jeu de l'organisation, il reprenne des forces avant que la source en soit entièrement tarie. Toute sensation, tout mouvement, toute pensée même entraînerait après elle une certaine perte de vie.

Cette notion du fluide rendra plus facile l'intelligence des phénomènes magnétiques, en indiquant le point par où ils se rapprochent des faits ordinaires, qu'on a tort de rapporter à un principe différent.

XIII. Veut-on un exemple où se montre l'action propre du fluide, en dehors de toute influence magnétique? Qu'on entr'ouvre les paupières d'un homme profondément endormi; l'image des choses extérieures se peint dans ses yeux, comme s'il était éveillé, — et cependant il ne voit pas. Les agitations de l'air arrivent au tympan de son oreille et y causent les mêmes impressions, — et cependant il n'entend pas. Qu'on passe en revue tous les sens, on verra le même phénomène se reproduire.

On ne manquera pas de dire que les nerfs optiques et auditifs sont engourdis, et, par là même, incapables de transmettre des sensations à l'âme. Mais en quoi consiste cet engourdissement ? Comment s'est-il opéré, et comment finira-t-il ? — C'est reculer, mais non pas résoudre la difficulté.

Pour nous, les nerfs sont restés ce qu'ils étaient ; engourdis, si l'on veut, mais la raison de cet engourdissement, c'est qu'ils ne sont plus mis en œuvre par le fluide vital ; c'est-à-dire que le fluide vital a cessé de se répandre, par leur intermédiaire, sur les objets extérieurs. Dès lors, il peut y avoir, et il y a, en effet, une certaine impression organique, manifestée par l'image de l'objet se réfléchissant sur la rétine. Mais cette impression n'arrive pas jusqu'à l'âme, dont le seul agent immédiat est le fluide vital.

Quand on entre sur le terrain du magnétisme, l'action externe et nécessaire du fluide devient plus frappante, plus manifeste. Elle se détache, pour ainsi parler, des sens, avec lesquels elle se trouve ordinairement confondue ; elle se montre seule, séparée des circonstances habituelles qui l'accompagnent et la dérobent à l'observation. Par exemple, quand on communique à un objet magnétisé la propriété de magnétiser à son tour ; ou, lorsque, dans une séance magnétique, une personne à laquelle on ne songeait pas, se trouve envahie tout à coup par le fluide, dont le pouvoir d'irradiation est par là même constaté.

§ II. Le fluide vital n'est pas le fluide nerveux.

XIV. J'ai dit que le fluide nerveux n'est pas l'agent des phénomènes magnétiques. Je dois ajouter ici que, suivant ma somnambule, le fluide vital et le fluide nerveux sont très distincts l'un de l'autre, et remplissent des fonctions très différentes.

Les faits magnétiques, tels qu'on les expliquera, mettent dans le plus grand jour cette différence. En effet, tout le secret du magnétisme lucide consiste à dégager le fluide vital du fluide nerveux, ou, pour mieux dire, des nerfs; à séparer son action de celle des nerfs. La clairvoyance des personnes magnétisées sera d'autant plus grande que le fluide vital sera plus dégagé et plus indépendant du système nerveux.

Un autre résultat de ce dégagement, c'est l'insensibilité physique, portée quelquefois si loin, qu'on peut faire sur une personne magnétisée les opérations chirurgicales les plus pénibles, sans exciter en elle la moindre sensation de douleur.

Dans l'état naturel, la distinction de ces deux fluides n'est pas si facile à établir. Mais la plus grande difficulté se tire de cette fausse opinion que tout, dans nos rapports avec les choses extérieures, se réduit à recevoir des impressions, et que le fluide vital ne peut se développer en dehors de nous; opinion complétement détruite par les expériences magnétiques, et qui, d'ailleurs, ne me paraît pas mieux rendre compte des faits naturels, quand on l'examine de près.

XV. Une somnambule un peu exercée sur ces matières, voit très bien en quoi les fonctions du fluide vital diffèrent de celles du fluide nerveux, et comment ils concourent, cependant, l'un et l'autre aux phénomènes de la sensibilité, sans se mêler ni se confondre réellement.

La principale fonction du fluide nerveux est de maintenir l'impressionnabilité des organes. Ce fluide paraît être une humidité très subtile qui entoure les nerfs, les humecte, les alimente et en même temps les *isole*, pour les rendre *bons conducteurs* du fluide vital.

Le fluide nerveux n'est propre qu'aux nerfs ; son rôle, dans l'économie, ne franchit pas cette limite. C'est par le fluide nerveux que les sens sont mis en état d'être impressionnés par les objets extérieurs. Cette impression, qui retentit jusqu'au cerveau, provoque instantanément une émission plus ou moins abondante de fluide vital, qui se termine à ces objets. A la suite de cette émission, l'âme les voit, les affirme, est en rapport avec eux.

Ainsi se forment, dans l'état naturel, les communications de l'âme avec les choses du dehors. Il y a d'abord une impression faite sur les sens, en présence de l'objet. Cette impression, considérée en elle-même et séparée de tout ce qui l'accompagne, est purement organique; elle est due à l'excitabilité des nerfs, ou, si l'on aime mieux, au fluide nerveux qui la conserve. A l'impression organique, succède aussitôt une émission, un développement, une décharge de fluide vital : tous termes synonymes dans ma pensée. L'émission commence au cerveau et se termine à l'objet provocateur. C'est alors seulement qu'il y a sensation et vue, phénomènes uniquement réservés à l'action du fluide vital.

XVI. Maintenant, pourquoi tel ou tel courant de fluide vital, à travers tel ou tel nerf, excite-t-il telle ou telle sensation? Pourquoi, si l'agent de l'âme est unique, ses développements donnent-ils naissance à des sensations si diverses, telles que les sensations de couleur, de son, de dureté, de mollesse.....? Cette question ne sera jamais, ne peut être résolue. La sensibilité est le secret de Dieu. On peut déterminer les circonstances dans lesquelles elle se trouve excitée; mais l'expliquer, mais dire ce qu'elle est en elle-même, mais en pénétrer la nature, voilà ce à quoi l'on ne parviendra jamais. Quel rapport y a-t-il entre telle ou telle émission de fluide et la sensation qui vient après? Nous l'ignorons. Ce sont deux phénomènes qui paraissent très distincts. Mais, du moins, se suivent-ils et sont-ils liés entre eux par une connexion nécessaire? Nullement; car le fluide vital peut fort bien se développer sans qu'il y ait sensation; le magnétisme en offre des exemples. Un somnambule, par l'intermédiaire du fluide, voit, décrit, explique un objet éloigné, sans rien éprouver des diverses sensations que le même objet exciterait en nous.

La sensation, dans l'état ordinaire, exige trois conditions : la première, c'est que les nerfs soient dans leur état normal : la seconde, qu'ils soient excités et impressionnés par un objet extérieur : la troisième, qu'à la suite de cette impression, il y ait un développement de fluide vital. Or, rien de tout cela ne ressemble à la sensation, et ne peut servir à l'expliquer. Pourquoi des choses si différentes, si inconciliables en apparence, se trouvent elles réunies et comme associées dans l'homme? Je n'en sais d'autre raison que la volonté de Dieu.

De même, comme le fluide vital est aussi l'agent du mouvement, si vous supposez une première action exercée sur lui, on pourrait peut-être expliquer, par les lois de la physique, la communication du mouvement à travers les organes; mais cette première action exercée sur le fluide, et qui répond d'une manière si juste, si précise, aux diverses volontés de l'âme, n'est pas moins incompréhensible que la sensibilité. C'est un nouveau mystère où la raison se perd.

XVII. Sans nous arrêter trop à ces considérations, qu'on trouverait peut-être déplacées ici, venons aux rapports et aux différences qui peuvent exister encore entre le fluide vital et le fluide nerveux; toujours d'après ma somnambule.

Le fluide nerveux a son origine en nous; il vient du sang par sécrétion, comme tous les autres fluides de l'économie; son rôle spécial est d'arroser, de conserver les nerfs, comme le sang arrose et conserve toutes les parties du corps. Le fluide vital émane de la même source; mais il a cela de particulier, qu'il puise au contact de l'air introduit dans le sang une partie de ses propriétés vivifiantes. Il a son siége au cerveau. C'est là qu'il se forme; c'est de là qu'il se répand sans cesse hors de nous. Ainsi, la différence qui se trouve dans les fonctions de ces deux fluides, malgré la communauté de leur origine, c'est que l'un n'est pas limité par l'organisme, dans son action, tandis que l'autre a pour but unique la conservation des nerfs et le maintien de leur impressionnabilité. Là où la substance nerveuse est en masse, là aussi se trouve, en grande quantité, le fluide nerveux.

XVIII. L'exercice calme et régulier des fonctions vitales demande un équilibre parfait entre le fluide vital et le fluide nerveux. Supposez cet équilibre détruit, à l'instant un désordre se manifestera. Que le fluide nerveux cesse d'alimenter, d'humecter, dans les proportions voulues, tel ou tel nerf, le fluide vital trouvera bientôt ce nerf rebelle, mauvais conducteur, et plus ou moins incapable de provoquer le mouvement et la sensation. Sa force, en quelque sorte, électrique l'altérera, l'irritera ; et telle est l'origine de ces maladies si communes de nos jours, connues sous le nom de *névralgies*.

La raison en est facile à concevoir. Comme le fluide nerveux a son principe dans le sang, et que le sang, par suite des altérations qu'il subit dans le cours des maladies, devient plus ou moins impropre à fournir leur aliment, soit aux sécrétions en général, soit à telle sécrétion en particulier, le fluide vital et le fluide nerveux peuvent dès lors cesser d'être en harmonie. Les nerfs se dessèchent et s'exaspèrent sous l'action du fluide vital ; ils se roidissent de plus en plus, et si l'équilibre ne se rétablit, ils finissent par devenir entièrement incapables de *conduire* le fluide vital ; ce qui entraîne la perte du mouvement et de la sensibilité.

Il resterait à étudier plus à fond la nature intime du fluide vital, que j'ai supposé, du moins implicitement, analogue au fluide électrique. Les phénomènes par lesquels il se manifeste, et quelques rapports qu'on découvre dans son mode de formation au cerveau avec certains procédés qui produisent le fluide électrique, ne me permettent aucun doute, je ne dirai pas sur l'identité, mais sur l'analogie. Qu'il me suffise d'avoir indiqué ce point de vue, qui demanderait, à lui seul, une étude spéciale, trop longue pour entrer ici, sans excéder les limites que je me suis imposées.

§ III. Le fluide vital n'est pas l'âme.

XIX. La distinction du fluide vital et du fluide nerveux, mal établie ou négligée, ne ferait que rendre difficile l'intelligence des phénomènes. Bien autrement sérieuse serait l'erreur qui confondrait l'âme avec le fluide vital. Les conséquences en iraient jusqu'à la morale, dont elle ébranlerait les fondements, en faisant douter s'il y a réellement en nous un principe purement spirituel, tout à fait distinct du principe des fonctions vitales et organiques.

L'âme, sur cette terre, ne se manifeste que dans et par un corps; elle ne peut même se manifester dans ce corps qu'autant qu'il a vie. Le fluide vital est l'intermédiaire unique de tout rapport avec le monde matériel. Mais, ne pas distinguer sa nature de celle de l'âme, c'est confondre la cause avec le phénomène, le principe qui perçoit, et qui seul a la faculté de percevoir, avec l'instrument pur et simple de la perception. Le fluide vital, séparé de l'âme, ne voit rien, ne comprend rien, n'affirme rien; il est l'occasion, mais non le sujet de ces phénomènes.

Dieu, sans doute, aurait pu donner à l'âme un

moyen différent de communiquer avec le monde des corps. Pour quel motif a-t-il ainsi circonscrit, limité cette communication dans une certaine sphère, qui est celle même du développement du fluide? Répondre à ce pourquoi serait téméraire. Prenons la chose telle qu'elle est. Je dis qu'il est ridicule de supposer à un fluide, vital, nerveux, électrique, comme vous voudrez, la faculté de voir, de comprendre, de raisonner.

Qu'on y prenne garde ; en présence des merveilles que l'âme opère, par suite des modifications qu'on fait subir à son agent, on pourrait attribuer à celui-ci les phénomènes dont il n'est que l'instrument.

XX. Ce qui rend l'illusion facile, c'est l'influence extraordinaire qu'on exerce sur une personne magnétisée. Comme, en vertu de cette influence, on tient, en quelque sorte, entre ses mains ce par quoi l'âme imprime au corps le mouvement, ce par quoi elle communique avec le monde extérieur; comme on peut établir, briser, modifier à son gré cette communication, agir sur les organes d'un autre avec la même facilité que sur les siens propres, on est étonné du pouvoir dont on est revêtu, et l'on croit avoir saisi l'âme dans son essence la plus intime. Ce n'est pas assez de l'avoir dépossédée de son domaine sur le corps, on veut qu'elle-même nous soit soumise, que son intelligence, ses facultés, tout son être enfin dépende de notre volonté : erreur brutale et grossière, qui rendrait le magnétisme dangereux, immoral, odieux.

Je ne détermine pas ici jusqu'où le pouvoir du magnétiseur peut s'étendre. Mais, supposez ce pouvoir aussi grand qu'il vous plaira; je dis qu'il atteint non pas l'âme, mais l'agent de l'âme. Il atteint *ce par quoi* l'âme se manifeste à nous, *ce par quoi* elle développe ses facultés, c'est-à-dire le fluide vital. Vous vous rendez maître de ce *medium* indispensable : vous pouvez dès lors étendre, gêner, détruire même l'exercice de son intelligence et de sa sensibilité. Mais remarquez bien que vous n'avez entre vos mains que l'instrument de l'âme, et non pas l'âme elle-même. Le fluide est le pont jeté entre le monde des corps et le monde des esprits. Vous vous en emparez; rien d'étonnant que vous puissiez ouvrir ou fermer à l'âme le monde des corps, et modifier ses rapports avec les choses extérieures. Mais elle-même vous échappe, comme elle échappait aux alchimistes, qui croyaient la trouver au fond de leur creuset.

Imaginez un homme jeté dans un profond cachot, où la lumière ne pénètre que par une petite fenêtre laissée à votre disposition. Vous l'ouvrez, vous laissez passer quelques rayons de lumière ; — à l'instant l'obscurité de sa prison se dissipe ; — il voit. Est-ce vous qui lui avez donné des yeux? Est-ce de vous qu'il tient la faculté de voir? Non; mais il est clair que c'est de vous que dépend, pour lui, l'exercice de cette faculté.

Ce que je viens de dire de l'état magnétique pourrait s'appliquer à l'aliénation mentale, sur laquelle il jette un jour inattendu. Chez l'aliéné, en effet, l'âme, indestructible et inaltérable par son essence, demeure dans toute son intégrité ; le fluide vital seul, ou le système nerveux qui en est le conducteur, a subi une modification, par suite de laquelle les impressions transmises à l'âme, à l'occasion des objets extérieurs, sont fausses et inexactes. Or, l'âme qui raisonne d'après ces impressions, arrive nécessairement à des conséquences erronées, tout en raisonnant juste. Elle juge bien en principe, mais son jugement est inique de fait, parce qu'il est basé sur de faux témoignages. Nous aurons occasion de revenir sur ce sujet.

Je pourrais ajouter ici que l'âme ne communique par le fluide qu'avec les choses matérielles, et qu'il y a en elle des idées et des sentiments qui ne viennent pas de son commerce avec la terre.

Le fluide, non plus que les sens, ne peut faire connaître à l'âme les vérités pures et éternelles qu'elle contemple. C'est par le fluide qu'elle les manifeste, qu'elle les exprime; il peut même en rendre l'intuition plus claire et plus nette, par la facilité qu'il donne quelquefois à l'âme d'exercer ses facultés intellectuelles. Mais tout cela, ce n'est que par rapport à nous, et dans l'ordre de choses actuel; car, pour l'âme elle-même, elle voit toujours avec la même évidence et la même clarté.

En voilà, je pense, assez sur la distinction de l'âme et du fluide vital. Je me borne à la constater comme une vérité qu'il serait difficile de révoquer en doute. Elle deviendra plus évidente, dans le cours de cet ouvrage, par les faits et les exemples, qu'elle ne le serait ici par le raisonnement.

XXI. Disons un mot des confusions où l'on est parfois tombé, sur ce point, dans le monde philosophique et médical.

Le philosophe et le médecin étudient le même objet, l'homme. Mais, comme il y a dans l'homme deux substances, l'âme et le corps, l'un commence par l'âme et l'autre par le corps.

Chacun d'eux, en poursuivant ses recherches, arrive nécessairement au principe qui les unit, c'est-à-dire au fluide vital, à la vie, peu importe le mot. C'est le but où leur étude tend d'elle-même, c'est là qu'ils se rencontrent. Mais, n'ayant pas suivi le même chemin, une fois parvenus à ce point commun, chacun raisonne et conclut d'une manière toute différente. Le philosophe exagère l'action de l'âme, le médecin exagère l'influence du corps. Le philosophe confond le fluide vital avec l'âme, en donnant à celle-ci ce qui n'appartient qu'au fluide. Le médecin fait la même confusion, mais en attribuant au fluide, ou principe de vie, ce qui n'appartient véritablement qu'à l'âme. De là une source féconde d'erreurs de part et d'autre. — De là, pour le dire en passant, ces opinions singulières des philosophes anciens touchant la nature des âmes, qu'ils croyaient être quelque chose d'extrêmement subtil, ou un composé des éléments les plus subtils de la matière, comme l'air, le feu, la lumière, etc... *Igneus est ollis vigor, et cœlestis origo*, dit Virgile, dans un passage où il exprime, en très beaux vers, l'opinion des philosophes grecs sur la destinée des âmes.

Prenez même le philosophe le plus spiritualiste, un philosophe plein de défiance pour ses sens et toujours en garde contre son imagination ; cette âme, qu'il étudie et qu'il voit partout, cette âme, dont il observe les opérations les plus secrètes, dont il cherche à pénétrer la nature, cette âme se manifeste, après tout, dans un corps ; elle s'y manifeste par le fluide vital. Or, comme le fluide vital échappe, aussi bien que l'âme, au témoignage des sens, c'en est assez pour qu'il attribue quelquefois à celle-ci les propriétés de son agent. La distinction de l'âme et du corps lui paraît de la plus grande évidence; mais, sous ce terme d'âme, il comprend à la fois et l'âme et le principe de vie, et il ne voit dans le corps qu'un assemblage d'organes, sur lesquels s'exerce, sans intermédiaire, l'action de l'âme.

Le médecin, à son tour, étudie l'homme; mais, comme nous l'avons remarqué, il commence par le corps. Ce qui le frappe, ce qu'il admire surtout, c'est l'accord parfait qui existe entre l'état des organes et l'exercice des facultés intellectuelles ou *cérébrales*, suivant l'expression technique. Or, d'après lui, la raison de cette belle harmonie se trouve dans *ce quelque chose d'inconnu, d'inaccessible à la pointe du scalpel*, qu'il est d'usage d'appeler *âme*, *anima*, c'est-à-dire ce qui anime, le principe de vie. La nature de ce *quelque chose* ne tombant pas sous les sens, nous est absolument impénétrable. C'est à ce *quelque chose* qu'il faut rapporter, comme à leur principe commun, la pensée, le sentiment, toutes les opérations de l'intelligence, aussi bien que les fonctions vitales. Il dépend lui-même des organes, du moins dans son exercice; car il est constant que toute lésion organique amène infailliblement un certain dérangement dans la machine tout entière.

Ainsi, le médecin ne va pas au delà du fluide vital;

c'est à lui qu'il rapporte, comme à sa raison dernière, ce qui ne peut être légitimement attribué qu'à un principe purement spirituel.

XXII. La ligne de démarcation, non pas entre l'âme et le corps, mais entre l'âme et le principe de vie, n'a jamais été tracée d'une manière qui ne laisse place à aucun doute. Le corps et l'âme se confondent, pour ainsi dire, dans le fluide vital, et, suivant le point de vue sous lequel on les considère, on fait dominer l'un ou l'autre, dans les phénomènes de la vie qui résultent de leur union.

Le magnétisme, bien compris et bien dirigé, peut être d'un grand secours pour éclaircir et décider même cette grave question.

Les arguments que le matérialiste met en avant pour identifier l'âme avec la vie, et établir que la fin de l'une doit être aussi la fin de l'autre, le magnétisme les renverse et les anéantit. En manifestant la vie sous une forme nouvelle, il montre mieux ce qui est du domaine propre de l'âme et ce qu'il faut laisser au fluide vital; il fait mieux ressortir les facultés essentielles et exclusives du principe pensant, et celles qui se développent avec le concours des sens et en dépendent dans leur exercice. Les premières ne subissent, à proprement parler, aucune modification; elles participent de la nature inaltérable de l'âme. L'intelligence est toujours intelligence, et, à quelque degré qu'elle s'élève, ne sera jamais qu'intelligence. Les secondes sont variables à l'infini; le magnétisme les altère, les modifie, les détruit, fausse et corrompt leur usage. Mais, ce sont des facultés, pour ainsi dire, intermédiaires, passagères, données à l'âme pour son existence ici-bas, et qui ne lui appartiennent qu'autant qu'elle est unie à un corps. C'est donc à tort que le matérialiste ramène à ces facultés toutes les autres, pour en faire l'apanage de l'organisme.

CHAPITRE II.

ÉTAT DE VEILLE. — ÉQUILIBRE PARFAIT ENTRE LES FACULTÉS DE L'HOMME.

I. On sait maintenant ce que nous entendons par fluide vital ; on connaît le point de vue particulier sous lequel nous devons l'envisager. C'est l'agent de l'âme, dans ses rapports avec les choses matérielles ; cet agent est commun à l'état magnétique et à l'état ordinaire. Que l'on perçoive à l'aide des sens ou sans leur secours, le fluide vital est l'intermédiaire nécessaire, indispensable de toute perception.

Une fois ces notions établies, il reste à examiner les modifications dont ce fluide est susceptible dans l'état ordinaire et dans l'état magnétique ; il reste à les comparer entre elles, pour mieux en pénétrer la nature.

Nous commençons par l'état ordinaire ; c'est l'ordre logique ; car il faut connaître les effets du fluide dans l'état normal, avant d'étudier ceux qu'il produit sous une influence étrangère. Nous prendrons, dans la vie ordinaire, la *veille*, le *sommeil* et le *somnambulisme naturel*, qui se présentent le plus fréquemment. Toutefois, nous ne nous arrêterons sur ces divers points qu'autant qu'ils peuvent jeter quelque lumière sur le magnétisme, objet spécial de notre ouvrage.

II. L'état de veille est celui qui paraît d'abord le plus facile à comprendre ; c'est du moins le plus facile à étudier. Depuis que l'homme pense et raisonne, il raisonne et pense sur ses facultés, sur la manière dont elles s'exercent et peuvent s'exercer dans l'état de veille. Cependant, en parcourant les divers problèmes agités entre les philosophes sur la nature et l'exercice de nos facultés, on est forcé d'avouer que la connaissance de l'esprit humain n'est ni si avancée ni si certaine qu'on le croit. Il serait même aisé de montrer à ceux qui repoussent toute explication des phénomènes magnétiques, que la science des phénomènes ordinaires n'est pas moins problématique.

L'état de veille, à parler rigoureusement, n'est pas celui dans lequel on a conscience de ses sentiments, de ses pensées et de ses actes ; car, une personne magnétisée a conscience aussi de ses pensées et de ses actes, comme celle qui a les sens éveillés.

L'état de veille consiste plutôt dans une sorte d'équilibre entre les facultés humaines s'exerçant spontanément et librement. C'est l'homme jouissant de sa sensibilité, de son intelligence et de sa volonté, sans qu'aucune de ses facultés prédomine sur l'autre.

Ainsi, dans la veille, la sensibilité ne s'exerce que sur les objets qui affectent nos organes ; l'intelligence ne grandit pas aux dépens de la sensibilité, comme on le voit dans l'état magnétique. La volonté, à son tour, n'est pas gênée dans son exercice ; ses déterminations sont subordonnées aux lumières de l'intelligence ; elle les prend et les exécute à son gré, sans aucune impulsion étrangère et dominatrice.

III. Comme le fluide vital est nécessairement associé à tous les actes de l'âme, car c'est par lui qu'elle communique avec le monde extérieur et qu'elle fait exécuter au corps ses volontés, par les mouvements qu'elle lui imprime, il semble que ce bel accord des facultés humaines, qui caractérise l'état de veille, vient de l'usage naturel et réglé du fluide vital.

L'âme ne connaît alors et ne voit d'autres objets que ceux qui ont affecté ou qui affectent actuellement les organes des sens ; le fluide ne s'étend pas au delà ; et d'ailleurs, quel besoin aurait-elle de connaître autre chose ? Elle éprouve, en présence de ces objets, diverses sensations ; ce qui n'arrive pas dans l'état magnétique, où la sensibilité se trouve, sinon détruite, du moins profondément altérée. Ces sensations, elle les perçoit sans les chercher ni même les prévoir ; par elles, elle est avertie des rapports que les choses extérieures peuvent avoir à la conservation et à la sûreté du corps ; car, c'est là surtout le but de la sensibilité. Elles arrivent à mesure que les besoins se présentent, aussi variées que ces besoins eux-mêmes. L'âme peut quelquefois les multiplier, en augmenter ou en affaiblir la vivacité ; mais, en général, elles ne s'étendent pas au delà d'une certaine sphère, qui est celle des sens ; de manière à ne rien laisser ignorer à l'âme de ce qu'il lui est nécessaire de savoir, dans sa condition présente, et à ne pas, non plus, écraser l'intelligence d'une foule de connaissances intempestives ou superflues.

IV. La vie se répand avec mesure et régularité : c'est un fleuve dont les eaux, d'un côté, se perdent dans les campagnes qu'elles arrosent, et de l'autre, sont alimentées sans cesse par les pluies et les rivières venant grossir son cours ; qui ne déborde jamais avec violence et fracas, mais qui ne s'expose pas, non plus, au danger de s'abîmer et de disparaître à travers les sables du désert. De même, la vie s'écoule sans cesse par les canaux des sens, avec plus ou moins d'abondance. Toute sensation, tout mouvement, toute pensée même, en vertu de l'union intime de l'âme et du corps, entraîne une certaine déperdition de vie. Mais le jeu de l'organisation répare ces pertes et maintient l'équilibre. Plus la sensation est forte, plus les mouvements du corps sont multipliés, plus l'intelligence est active, plus aussi la vie s'use rapidement et demande à être promptement réparée.

Dans l'état magnétique, au contraire, la vie est comme sortie de son lit ; elle n'est plus limitée, elle n'est plus arrêtée par les sens ; elle s'épanche et se répand à flots, si j'ose parler ainsi. Les facultés ne s'exercent plus dans le même ordre ; celle de connaître se développe outre mesure. L'âme, maîtresse du fluide vital, le prodigue, pour satisfaire sa curiosité ou celle des autres. Le cercle de ses communications avec les objets sensibles s'agrandit, et semble n'avoir plus de bornes ; elle peut alors recevoir des lumières extraordinaires, mais qui, n'étant plus en rapport avec le degré d'intelligence qui lui avait été donné, peuvent devenir une source féconde d'illusions et de rêves chimériques.

V. Il serait trop long de passer en revue tous les phénomènes de la veille, où se montre l'action du fluide vital ; c'est assez d'avoir indiqué le contraste frappant que cet état présente avec l'état magnétique. Une fois ce principe posé, que l'âme communique directement par le fluide avec les objets extérieurs, et que cette communication, dans la veille, s'établit à la suite d'un ébranlement organique, qui provoque une certaine émission de fluide, il est facile de voir l'usage que l'âme peut en faire dans les diverses opérations où son concours est nécessaire.

L'âme, principe essentiellement actif, n'éprouve par elle-même aucune fatigue, aucun besoin de repos. Mais son agent s'épuise et se renouvelle sans cesse; or, dans l'intervalle, l'âme jouit ou ne jouit pas du libre exercice de ses facultés. Dans le premier cas, il y a veille, c'est-à-dire usage de la vie; dans le second, il y a sommeil, pendant lequel elle se répare.

CHAPITRE III.

SOMMEIL. — RÊVES. — SONGES.

I. Le sommeil est un des phénomènes les plus intéressants de l'état ordinaire. On connaît la loi de périodicité à laquelle il est soumis, les circonstances qui le précèdent et le suivent, celles qui peuvent le provoquer ou l'interrompre. Le faits qui constituent le sommeil sont faciles à observer et ont été mille fois décrits.

Dans le sommeil, le libre exercice de nos facultés est suspendu ; tout ce qui est volontaire, comme les mouvements et les actes réfléchis, cesse. Tout ce qui ne dépend pas de la volonté persiste. Ainsi le sang circule, la respiration se fait, la digestion continue. Mais ces opérations, purement organiques, n'étant plus gênées par les mouvements incessants que l'âme imprime au corps, s'exécutent avec plus de calme et, partant, avec plus de régularité. La circulation est plus normale ; le sang se régénère mieux ; la digestion se fait d'une manière plus complète ; tout le mécanisme du corps se répare et se rétablit.

II. Voilà les faits ; disons un mot des théories imaginées pour les expliquer. Ici, comme toujours, les uns ont pris parti pour l'âme, et les autres pour le corps. Suivant les uns, le sommeil n'apporte aucun changement à l'état des organes ; c'est l'âme seule qui cesse d'être active, et n'imprime plus aucun mouvement au corps. D'autres, au contraire, surtout parmi les philosophes contemporains, soutiennent que le sommeil consiste tout simplement dans l'engourdissement des organes, et appartient exclusivement au corps. Comme, d'après eux, il est de l'essence de l'âme d'être active, il est impossible de la supposer un seul instant sans activité. D'ailleurs, il est d'expérience que l'âme pense dans le sommeil ; souvent, il est vrai, elle ne conserve pas la trace de ses pensées; mais, de celles dont le souvenir lui reste, et qui sont connues sous le nom de rêves et de songes, on peut induire qu'elle pense ou rêve toujours.

III. De ces deux théories, la dernière est, sans contredit, la plus vraisemblable. Mais, au fond, elle ne résout pas le problème; car elle n'explique pas en quoi consiste et comment s'opère cet engourdissement des organes qui produit le sommeil. Or, voilà précisément le point difficile, et qu'il s'agit d'éclaircir.

Ne perdons jamais de vue que tout rapport de l'âme avec les objets extérieurs s'établit à l'aide et aux dépens du fluide vital. Or, si tout mouvement, toute sensation, toute pensée nécessite une certaine perte de vie ou de fluide, il est facile de concevoir qu'après un temps plus ou moins long, l'agent de l'âme ait besoin de se renouveler et de reprendre des forces. Cet épuisement se manifeste par une certaine difficulté d'exécuter les mouvements volontaires; on ne peut plus contracter les muscles; on ne maintient plus qu'avec peine le corps en équilibre. L'âme est avertie de laisser reposer son agent par un sentiment particulier qu'on appelle *envie de dormir*.

Cette envie devient bientôt pressante; l'âme ne pouvant plus, au moyen du fluide, agir à son gré sur le corps et le dominer, ce dernier cède à l'inertie de sa nature, et fléchit sous son poids. Les yeux se ferment, ou, s'ils restent ouverts, ils n'apprennent plus rien à l'âme; on ne distingue plus les objets qu'à travers un nuage, qui se forme tout autour de la tête. Les sens ne s'ouvrent plus aux impressions du dehors, et la communication de l'âme avec les objets extérieurs est suspendue. Une partie du fluide vital qui reste se concentre au cerveau ; l'autre agite le sang et maintient les diverses fonctions organiques, qui se font alors avec plus de régularité, comme nous l'avons déjà remarqué. Le sommeil est d'autant plus profond qu'on a dépensé plus de fluide, soit en mouvements, soit en sensations. La perte étant plus grande, il faut un temps plus long pour la réparer.

Le besoin que l'on éprouve de se livrer au sommeil n'est pas irrésistible ; avec une volonté ferme, on pourrait, au moins pour quelque temps, s'y soustraire. Mais, le fluide ne se renouvelant pas comme à l'ordinaire, toute l'organisation en souffrirait : le sang s'échaufferait, les nerfs seraient en proie à une excitation très dangereuse ; leur irritabilité deviendrait excessive et désordonnée. La volonté, cause première de ce dérangement, ne pourrait bientôt plus elle-même s'exercer avec sa vigueur ordinaire. On agirait, puisqu'on veut agir, mais sans énergie, jusqu'au moment où le corps, échappant à l'action de l'âme, qui n'a de prise sur lui que par le fluide, tomberait de fatigue et d'épuisement.

IV. Mais, pendant que l'agent de l'âme se répare et se ranime, que devient l'âme elle-même ? L'exercice de la pensée est-il complétement interrompu ? Ou faut-il admettre, avec certains philosophes, qu'elle est alors abandonnée à elle-même, délivrée des entraves des sens et de la réflexion, et jouissant de sa liberté naturelle ?

L'idée d'activité entre, il est vrai, dans celle de l'âme ; on ne saurait la concevoir un seul instant dépourvue de toute pensée. Ajoutons qu'elle n'est jamais entièrement dégagée des sens ; elle est toujours là ; son action sur eux continue, quoique dans un degré très faible et presque inappréciable. On dirait même qu'elle veille sur le corps, et qu'elle a comme une sorte d'intuition des dangers qu'il peut courir. Qui ne se souvient de s'être surpris quelquefois faisant les plus grands efforts pour secouer l'engourdissement des sens, lorsqu'une impression un peu forte, surtout une impression nouvelle, était venue solliciter l'attention de l'âme ?

V. Or, tout cela suppose que la pensée persévère au moment où cesse l'exercice de la conscience et où commence le sommeil. Mais le mode, le comment de cette pensée nous est absolument inconnu. Elle est pour nous comme si elle n'existait pas. L'âme le sait ; mais elle ne peut nous l'apprendre, n'en ayant aucune trace lorsqu'elle est revenue à elle-même.

Bien des gens s'étonnent quelquefois de ne conserver aucun souvenir des rêves qu'ils croient avoir fait dans les premiers moments du sommeil ; la raison en est simple : c'est que réellement ils n'ont pas rêvé. Ce n'est pas qu'on se souvienne de tous les rêves qu'on fait ; le contraire est incontestable. Je veux dire simplement qu'on ne se souvient pas d'ordinaire d'avoir rêvé dans son premier sommeil ; et comme, d'après ce qui suit, le rêve, en un certain moment, est à peu près impossible, c'est un exemple que je cite à l'appui de la théorie.

L'homme, c'est une loi de son existence sur terre, n'a conscience de lui-même qu'autant qu'il est en possession de ses sens, et il ne possède ses sens que par le fluide ou la vie. Nous sommes corps et âme, on l'a dit bien souvent, et un acte, même intellectuel, n'est complet qu'autant que l'âme et le corps y concourent l'une et l'autre dans un certain degré.

Or, lorsque le sommeil est profond, lorsque tout exercice des sens est suspendu, lorsque l'âme a presque cessé d'agir sur eux, il n'y a, il ne peut y avoir ni rêve, ni songe, ni imagination, ni rien qui ressemble aux mille formes que la pensée revêt dans la veille. On conçoit par là que l'âme ne conserve aucune trace des opérations qui se sont accomplies en elle, lorsque le sommeil était complet. Ces opérations sont de *l'âme* et non pas de *l'homme*. Or, la mémoire, comme la conscience, ne s'exerce que sur les faits de l'homme, c'est-à-dire sur les faits accomplis par l'âme avec le concours des sens.

VI. Mais, peu à peu, l'agent de l'âme se répare et reprend des forces; au moment où elle a de nouveau prise sur les sens par le fluide, la possibilité des souvenirs recommence. Ce moment est celui du rêve. Le rêve n'est qu'un sommeil incomplet; il laisse des traces plus ou moins distinctes, suivant le degré d'influence de l'âme sur l'organe de la pensée. Aussi les conceptions du rêve sont-elles plus vives et plus nettes vers le matin. Le fluide devient plus abondant, l'action de l'âme plus sensible. Elle va jusqu'à reprendre enfin le libre exercice de ses facultés : ce qui est le réveil.

Pour comprendre l'incohérence et la bizarrerie des rêves, il faut bien se représenter ce premier retour de l'âme au monde extérieur, dont elle était séparée par l'assoupissement des organes. Elle agit à l'instant sur le cerveau, elle y trace des images ; mais le cerveau, instrument nécessaire de la pensée, est encore à moitié engourdi. Il résiste à l'action de l'âme, et ne se plie qu'imparfaitement à reproduire ses pensées. De là, ces images singulières, bizarres, capricieuses, sans liaison et sans suite, qui traversent l'esprit ; de là, ces illusions fantastiques, dont le souvenir nous poursuit encore dans la journée, et où certaines personnes veulent voir je ne sais quel vague pressentiment de l'avenir.

VII. Je laisse à d'autres la prétention d'expliquer les songes, et de flatter, par leur interprétation, l'humeur parfois rêveuse et visionnaire du siècle. Je me contente de faire observer qu'une foule de circonstances peuvent influer sur la nature des illusions dont se repaît la mobile curiosité de l'esprit dans le sommeil.

L'âge, le tempérament, les habitudes, les passions, les pensées dominantes, les lieux, tout entre comme élément dans le rêve, tout concourt à lui donner cette prodigieuse variété qui le caractérise : rêves de malheur ou de bonheur, rêves d'ambition, de plaisir, de fortune; rêves de jeune homme, de jeune fille..., etc. C'est un miroir où les scènes de la vie réelle se réfléchissent en images brisées, mutilées, renversées, formant mille combinaisons bizarres.

On a remarqué que le caractère d'une personne se dessine parfaitement dans ses rêves ordinaires. C'est que l'âme, agissant alors sans réflexion et sans calcul, manifeste d'elle-même ses sentiments intimes, qu'elle est souvent obligée de se dissimuler à elle-même et aux autres, dans la veille.

VIII. J'ajouterai ici quelques observations, communes si l'on veut, mais qui rendent plus sensible ce que j'ai dit du sommeil et des rêves.

1° Ce qui frappe d'abord dans les illusions du rêve, c'est que l'acte dont on s'imagine être l'auteur se trouve rarement complet. Dans la veille, au contraire, alors même que, laissant de côté les réalités qui nous entourent, on s'abandonne à toutes les folies de son imagination, on se conçoit fort bien achevant une action, menant à bout une belle et grande entreprise. Un général, par exemple, ne se contente pas d'assister au siége d'une ville dont il ne vient jamais à bout; il la prend d'assaut et court en assiéger une autre, où il obtient le même succès. De même, un orateur ne se trouve pas seulement en présence d'une nombreuse assemblée; il la touche, l'enflamme, l'électrise, couvre de confusion ses adversaires, arrive à la fin de son discours, et voit se réaliser le dessein qu'il s'est proposé. Son esprit se représente parfaitement toutes ces circonstances; il n'omet rien; ses conceptions sont nettes, suivies, presque toujours vraisemblables.

Dans les rêves, au contraire, tout est confus, imparfait, inachevé ; si l'on s'imagine être poursuivi, on se laisse prendre : si l'on se défend contre un assassin, on se laisse tuer ; si l'on est au bord d'un précipice, on y tombe. On s'arrête au milieu d'un éloquent discours ; la ville qu'on assiége nous échappe, ou elle est prise on ne sait comment. En un mot, malgré la grandeur et l'éclat de ses projets, la vivacité de ses impressions, on ne goûte presque jamais le plaisir d'achever, de finir, de conclure soi-même, par ses propres efforts, l'action à laquelle on s'imagine prendre part. C'est que l'âme ne peut se former alors que des images très imparfaites. Le fluide dont elle dispose ne domine pas encore complétement les sens ; son influence est arrêtée, neutralisée. L'âme ne peut reproduire sur le cerveau la trace suivie de ses pensées ; elle est condamnée à les manifester par fragments et au hasard, passant de l'une à l'autre, et ne pouvant s'arrêter sur aucune, pour s'en faire une image complète.

2° Lorsque le fluide a repris plus de force, il peut, et cela arrive souvent, se répandre au dehors ; les sens alimentés par lui s'ouvrent aux impressions des choses extérieures, qui viennent se mêler aux illusions des rêves, et en rendre les conceptions plus vives, plus nettes, plus conformes à la réalité. Ceci explique pourquoi l'on fait entrer dans ses rêves ce qui se passe autour de nous, le son des instruments, le bruit d'une voiture, une conversation, etc.....

3° Une dernière observation, qui paraîtra peut-être

puérile, mais dont on verra la conséquence plus loin, c'est que, dans les rêves, nous nous imaginons toujours nous servir du corps; celui-ci est immobile, engourdi, presque insensible, et, pourtant, l'âme se le figure marchant, traversant les espaces, etc. Quelquefois, il est vrai, nous croyons n'avoir plus le même corps; mais alors même, nous nous saisissons sous une forme quelconque, et jamais, dans cet état, l'âme ne se trouve entièrement dégagée des sens, comme le serait un pur esprit.

CHAPITRE IV.

SOMNAMBULISME NATUREL. — FRAGMENTS ÉCRITS PAR UNE PERSONNE DANS CET ÉTAT.

I. Le somnambulisme semble tenir le milieu entre l'état ordinaire et l'état magnétique ; les phénomènes qui le caractérisent peuvent être considérés sous ce double point de vue.

Le somnambule se lève, comme l'on sait, au milieu de la nuit; il marche, travaille dans l'obscurité; il parle, écrit, répond quelquefois aux questions qu'on lui adresse, sans conserver ensuite aucun souvenir de ce qui s'est passé. Cet état singulier a donné naissance à une foule d'anecdotes plus ou moins avérées; on cite des faits curieux, extraordinaires. — Mais il serait inutile de nous arrêter à ce que tout le monde connaît. Cherchons plutôt ce qui rapproche ou distingue le somnambulisme, de la veille, du sommeil, du rêve et de l'état magnétique.

II. Le somnambulisme a des rapports :

1° Avec la veille; car, on marche, on va et l'on vient, comme si l'on était éveillé.

2° Avec le sommeil ; car, les sens demeurent engourdis ; l'isolement des choses extérieures, qui constitue le sommeil, persévère ; à moins qu'une impression trop forte ne le fasse cesser brusquement. Les somnambules sont, d'ordinaire, très vivement impressionnés par la lumière ; ils cherchent à la saisir, et courent après le flambeau qu'on porte devant eux ; c'est même un excellent moyen de les conduire et de les diriger. Toutefois, les yeux peuvent s'accoutumer à l'éclat de la lumière, et rendre cet expédient inutile.

3° Avec le rêve ; car, on n'a pas conscience de ce qu'on fait ni de ce qu'on dit. L'exercice de la réflexion ou du retour sur soi-même demeure suspendu.

4° Avec l'état magnétique; car, on ne se sert pas des yeux pour voir et pour se conduire ; ce n'est pas à l'occasion des impressions que les objets font sur nos sens, qu'on entre en rapport avec eux.

Les différences ne sont pas moins faciles à remarquer. Nous les indiquons dans le même ordre.

1° Les mouvements que l'âme imprime au corps ne sont ni volontaires ni réfléchis, comme dans la veille. Le fil des souvenirs est interrompu. Ce n'est qu'au réveil, ou lorsque le somnambulisme se change en rêve, que la mémoire recommence.

2° Le corps n'est pas immobile comme dans le sommeil.

3° Les images qui traversent alors l'esprit sont plus claires et plus nettes que celles du rêve ; il n'y a pas, à proprement parler, d'illusion ; on voit ce qui est ; on s'arrête ; on se fixe sur une pensée ou sur un objet.

4° On entre dans le somnambulisme sans l'influence de personne ; on en sort de même, une fois que l'engourdissement des sens est passé. Les scènes ne sont pas, non plus, liées entre elles, comme dans l'état magnétique ; on se lève, une nuit, sans manifester aucun souvenir ; ou, tout au plus, on ne manifeste qu'une vague réminiscence de ce qu'on a fait la nuit précédente.

III. La première question qui se présente, lorsqu'on examine le somnambulisme, est celle-ci : Comment les somnambules voient-ils ? On ne peut, en effet, marcher et se conduire, comme ils font, sans voir, de quelque manière, le lieu où l'on est et ce que l'on fait.

Cette vision s'opère-t-elle par les sens ? Mais, ils sont profondément engourdis ; le fluide ne se répand pas au dehors par ses canaux ordinaires, comme dans la veille. S'il en était autrement, les choses extérieures feraient sur nous une certaine impression ; à la suite de cette impression, on reviendrait infailliblement à soi, et l'état somnambulique cesserait. Or, il est d'expérience qu'on passe à côté d'une foule d'objets sans les remarquer, et sans en être le moins du monde frappé. D'ailleurs, on ne conçoit pas comment, ici, le sens de la vue pourrait s'exercer dans l'obscurité.

On ne voit pas non plus par l'intermédiaire du fluide, se développant en dehors de toute impression des sens, comme dans l'état magnétique ; car, cette manière de voir suppose une action étrangère, capable de modifier le fluide. Or, cette action n'existe pas dans le somnambulisme, puisqu'on y entre et qu'on en sort spontanément, sans l'influence de personne.

IV. Mais, si la vision ne se fait ni par les sens alimentés de fluide, ni par le fluide dégagé des sens, il n'existe plus qu'un moyen de voir : c'est de voir *par la pensée, par l'imagination*. Le somnambule conçoit, imagine les lieux qu'il doit parcourir; il les sait, en quelque sorte, par cœur, et y marche en sûreté, comme un aveugle suit, sans s'égarer, un chemin que l'habitude lui a fait connaître.

Le terme d'imagination, dont je me suis servi, doit être pris dans son acception propre : imaginer, c'est se représenter, *telle qu'elle est*, une chose qui n'affecte pas actuellement nos sens. Par exemple, j'imagine un appartement, lorsqu'après l'avoir parcouru dans tous les sens, je me le retrace si fidèlement à l'esprit que je pourrais en faire le tour, les yeux fermés.

Cette manière de voir suppose dans les somnambules une certaine connaissance des lieux où ils se promènent. Transportez subitement un somnambule dans un pays qu'il ne connaît pas, qui ne lui est pas familier, il ne pourrait de lui-même s'y conduire sans péril : il ne verrait ni les obstacles qui peuvent l'arrêter, ni les précipices qui s'ouvrent sous ses pieds. C'est là surtout ce qui rend l'état somnambulique dangereux, et ce qui peut amener de funestes accidents.

V. Suivez maintenant de l'œil les pas d'un somnambule ; examinez ses actions. La pensée qui le guide est fixe et unique ; ce qui ne veut pas dire qu'il demeure constamment absorbé dans une même pensée, tout le temps que dure son état présent ; il passe, au contraire, très facilement d'une idée à une autre. Chez lui, les pensées se suivent rarement ; elles ne sont pas rattachées entre elles par le lien de la mémoire, qui suppose la réflexion, et une réflexion volontaire. Celle qui occupe en ce moment l'esprit s'en va, ne laissant d'elle-même aucune trace distincte ; elle est remplacée par une autre, qui peut avoir quelque rapport avec la précédente ; mais, ce rapport n'est pas remarqué. Ainsi, la pensée du somnambule est unique, en ce sens que plusieurs pensées ne se présentent pas ensemble à son esprit. Une seule attire et fixe son attention.

Il se lève pour tel ou tel but, pour tel ou tel ouvrage ; une fois le but atteint, l'ouvrage fait, il se recouche. L'âme est alors, pour ainsi dire, satisfaite. Elle a réalisé le dessein qu'elle méditait ; elle rend le corps au repos et se dispense du souvenir qui pourrait fatiguer le cerveau, en nécessitant une nouvelle action du fluide sur cet organe.

On peut comparer la pensée fixe du somnambule à la pensée d'un homme profondément distrait. L'homme distrait se sépare, lui aussi, des objets qui l'entourent ; il ne voit et n'entend que ce qui a rapport au dessein qu'il médite, à l'idée qu'il poursuit ; ses yeux et son esprit sont fermés à tout le reste.

Mais, la *distraction* du somnambule est plus profonde, l'isolement des choses extérieures, autres que celles qu'il imagine, plus complet. Ne recevant aucune impression du dehors, il n'est pas sans cesse rappelé à lui-même, comme cela arrive dans la veille, au milieu même des plus sublimes méditations. Rien ne l'arrache à sa pensée; il s'y livre tout entier, et en est comme possédé.

VI. La stupeur des sens est beaucoup plus grande que dans le rêve. On peut, en effet, se souvenir des pensées et des illusions du rêve ; au milieu des transports les plus fantastiques, on peut revenir à soi. Mais, ce qu'on a dit, ce qu'on a fait dans l'état somnambulique, ne laisse aucune trace distincte dans l'esprit. Les sens n'ont aucune influence sur l'âme, et ne sollicitent d'elle aucune attention ; ils exécutent passivement ce qu'elle leur prescrit, sans lui transmettre aucune impression des choses extérieures. Or, on a vu qu'une certaine initiative de leur part est nécessaire pour provoquer le souvenir.

Ceci explique pourquoi les somnambules qu'un obstacle imprévu arrête, ou qu'on réveille brusquement, éprouvent, en se retrouvant eux-mêmes, un si vif saisissement. Rien n'égale leur stupéfaction. On paraît beaucoup moins surpris lorsqu'une violente commotion nous arrache subitement au sommeil, ou qu'on s'éveille au milieu d'un songe.

Aussi, à ne considérer dans le somnambulisme que l'état des sens, on ne saurait l'appeler un sommeil incomplet. C'est, au contraire, un sommeil très complet, très intense, le plus intense possible. C'est pour cela que les somnambules se lèvent, d'ordinaire, au milieu du profond assoupissement qui suit le premier sommeil. Le temps le plus favorable à leurs expéditions nocturnes est généralement le milieu de la nuit. Plus tard, les organes ne seraient pas assez engourdis : les mouvements que l'âme imprime au corps feraient revenir à soi, par les sensations dont ils seraient suivis ; ou bien, la pensée de l'âme, gênée par l'action renaissante des sens, se changerait en rêve, et l'état somnambulique cesserait.

VII. Lorsqu'une personne entre assez fréquemment en somnambulisme, elle pourrait quelquefois prévoir elle-même les nuits où elle doit se relever.

Si, durant le jour, une idée frappe son esprit, surtout l'idée d'un ouvrage à faire, d'un devoir à remplir ; si elle éprouve un vif désir, et manifeste l'intention de le réaliser, et qu'en même temps elle en soit empêchée ou par la volonté d'un autre, ou par les caprices de la sienne, il y a de grandes probabilités qu'elle se lèvera la nuit prochaine. La remarque est facile à vérifier ; qu'elle y réfléchisse un instant, et se rappelle ce qui lui est arrivé précédemment, de l'aveu de ceux qui ont pu l'observer.

Cette idée, dont on n'a pas tenu compte, se présentera de nouveau ; l'âme, rendue à elle-même, éprouvera une sorte de regret de n'avoir pas fait ce qu'elle devait faire, ce qui devrait être fait en ce moment. Elle agira sur le cerveau, lorsque rien ne l'empêche d'exécuter son dessein, et de réparer son omission. Sa pensée, fixée et déterminée à l'avance, ne se reproduira pas d'une manière imparfaite et vague, comme dans le rêve. S'emparant de tout le fluide dont elle peut disposer, elle dominera le cerveau, et, par le cerveau, le reste du corps. Comme le but pour lequel elle agit est réglé, plus d'hésitation, de retour sur soi-même, capables de l'arrêter. L'action exercée sur le cerveau se communique aux organes, qui cèdent à l'impulsion donnée, sans sortir de leur engourdissement.

VIII. Au premier coup d'œil, il paraît difficile de comprendre comment l'âme, n'ayant, en ce monde, aucune pensée sans agir sur le cerveau, se la manifeste à elle-même si claire et si nette dans le somnambulisme, si vague et si bizarre dans le rêve. On ne conçoit pas non plus comment les mouvements du corps et les impressions inévitables qu'il reçoit des objets extérieurs, ne provoquent aucune émission de fluide, et ne font pas revenir l'âme à elle-même en sollicitant son attention.

Ces difficultés sont plus apparentes que réelles; tout s'explique et s'éclaircit par la manière différente dont l'âme peut agir sur les sens. Dans le rêve, l'âme exerce une action dont elle n'est pas maîtresse; en vertu des liens intimes qui l'unissent au corps, il lui est impossible de ne pas influer sur lui, lorsque le fluide a repris quelque force. Mais, comme il n'y a pas en elle de pensée dominante qu'elle cherche à reproduire plutôt que telle autre, elle prend au hasard ce qui se présente, sans choix, sans dessein prémédité.

Il n'en est pas de même pour le somnambulisme : ici, l'âme agit avec certitude, avec intention. Pour se traduire à elle-même sa pensée, elle interrompt brusquement la réparation de son agent; elle prend, elle absorbe, en quelque façon, tout ce qui reste de fluide; de manière à ne laisser aucune initiative aux sens, à n'éprouver aucune impression capable de la distraire.

Une comparaison fera mieux sentir la différence de l'action de l'âme dans les deux cas.

Lorsque, dans la veille, fatigué d'une longue attention, on abandonne la conduite de ses pensées, on se trouve à l'instant assailli d'une foule d'images bizarres, qui se présentent en désordre à l'esprit. Ces images, toutefois, supposent l'action continue de l'âme sur le cerveau. Elle pense; mais, c'est parce qu'elle ne peut faire autrement; elle pense au hasard. Cet état répond au rêve, où l'âme ne s'applique à rien de préférence et, par une vue antérieure qui domine sa pensée, lui imprime telle ou telle direction.

Mais, lorsqu'on redevient le maître de son attention, et qu'on la fixe sur un objet déterminé, les images vagues et bizarres disparaissent; l'idée se dégage des nuages qui l'enveloppent, et rayonne d'une vive lumière. La même netteté de conception se remarque chez les somnambules; ici, comme dans l'homme fortement appliqué, toutes les facultés de l'âme se concentrent sur un seul objet. Il y a, toutefois, cette différence que, dans la veille, l'attention se prolonge ou s'interrompt à volonté, tandis que, dans le somnambulisme, l'oubli de soi persévère, sans être jamais interrompu d'aucune réflexion sur l'état où l'on se trouve.

Une telle concentration nécessite une grande dépense de fluide; l'homme qui veille ne peut la faire durer longtemps, et le somnambule se prépare pour le jour suivant une fatigue extrême, supérieure à celle qui suit les plus pénibles travaux.

IX. Maintenant, que le fluide ne se répande pas au dehors, à la suite des mouvements du corps et des impressions dont il est inévitablement affecté, cela s'explique assez, et par le complet engourdissement des organes, et par la petite quantité de fluide qui reste au cerveau. Le corps va comme une machine, insensible à tout ce qui l'entoure; c'est une horloge que l'âme monte et meut à son gré, sans qu'aucune sensation vienne en déranger le mécanisme, en la forçant de s'en occuper.

L'attitude elle-même du corps trahit rarement ces mille fluctuations de la volonté, toujours incertaine et flottante. La réflexion ne vient pas suggérer ici le pour et le contre, et jeter l'âme dans les embarras d'une délibération. Tout est réglé d'avance, comme je l'ai déjà dit. Les sens, de leur côté, étant inutilement émus par les choses extérieures, rien ne s'oppose à la libre action de l'âme, rien ne la trouble dans la méditation de sa pensée, rien ne l'arrête dans l'exécution de ses desseins.

Ainsi s'expliquent l'adresse et l'habileté de quelques somnambules, la perfection avec laquelle ils accomplissent certains travaux. Ce qu'on fait ordinairement, on le fait alors beaucoup mieux; on s'en étonne soi-même, et l'on se montre souvent plus incrédule que les autres, lorsqu'on voit ses œuvres de nuit plus parfaites que celles du jour.

X. Le somnambulisme nous a toujours d'autant plus intéressé, que nous avons été nous-même témoin de scènes curieuses en ce genre. L'opinion qui vient d'être émise, nous avons pu la vérifier en présence des faits.

Mademoiselle G..., sujette au somnambulisme naturel, et douée d'une sensibilité rare, cachait au fond du cœur une pensée qui la poursuivait sans cesse ; c'était qu'elle devait bientôt mourir. Vivement affectée de quelques peines intérieures, elle croyait être arrivée au terme de son pèlerinage, comme elle en faisait elle-même l'aveu, plus tard. D'ailleurs, le pressentiment d'une mort prochaine n'avait à ses yeux rien d'effrayant ; au contraire, elle s'en félicitait. Tout ce qu'elle faisait, elle s'imaginait le faire pour la dernière fois. Le soir, en se couchant, elle se disait à elle-même : C'est pour la dernière fois que je m'endors ; puis, elle se livrait au sommeil, calme et résignée dans cette attente.

Mais, après quelques moments de repos, à peu près vers l'heure de minuit, au milieu d'un profond sommeil, elle se relevait brusquement, comme frappée d'une illumination soudaine. La pensée de la mort paraissait l'occuper ; elle pouvait s'y livrer alors sans réserve et sans contrainte, et manifestait les sentiments dont elle était agitée par quelques mots, en forme d'exclamation. Elle traversait l'appartement, sans diriger ses regards ni à droite ni à gauche, ouvrant et fermant les portes avec le moins de bruit possible. Puis, elle revenait dans sa chambre, tenant à la main un morceau de bois, dont elle voulait faire le chevet de son lit de mort, comme une pierre avait été le chevet de Jacob, lorsqu'il vit cette échelle mystérieuse par laquelle montaient et descendaient les anges.

Elle se couchait, en effet, sur le parquet, le morceau de bois sous la tête, disant : *Mon cercueil est prêt... Je l'attends...* (la mort). Et elle restait quelquefois une heure dans cette attitude, sans rompre le silence. Enfin elle ajoutait : *Elle ne vient pas.*

Ces mots étaient le signal d'une scène nouvelle. Elle se levait, et, s'adressant à Dieu, elle se plaignait à lui du délai qu'il apportait au terme de ses jours. Elle le conjurait, d'une voix assez haute, mais un peu traînante, d'exaucer son ardente prière. Elle lui parlait, comme si elle avait entendu ses réponses et conversé avec lui. L'entretien devenait parfois régulier. Les questions étaient nettement posées ; puis, elle attendait, silencieuse et recueillie, la solution donnée par son divin interlocuteur.

Dans tout cela, l'imagination jouait un grand rôle. Toutefois, lorsqu'on assistait à ce singulier entretien, dont une partie seulement pouvait être entendue, on était saisi d'étonnement et même de respect. Le ton de la prière était si touchant ! il y avait des échappées sublimes. Le sentiment jaillissait à flots de ce cœur trop plein, et se créait à lui-même des expressions d'une frappante vérité.

Elle écrivait quelquefois aussi le dialogue, y ajoutant les pensées qu'il avait fait naître dans son âme. Mais elle cachait soigneusement la feuille où elle avait écrit, sous un meuble, derrière un tableau, dans un coin de la cheminée. Alors, satisfaite des réponses qu'elle avait reçues de celui à qui elle s'adressait, elle se recouchait, et dormait d'un sommeil lourd et pesant, jusqu'au matin.

Pendant toute une année, presque tous les jours, à la même heure de minuit, même scène, même dialogue; et cela, sans manifester jamais le lendemain, en se relevant de nouveau, aucun souvenir distinct de ce qui s'était passé la veille. Seulement, elle allait chercher le cahier où elle avait écrit; ce qui prouve peut-être une réminiscence vague, mais dont elle-même ne se rendait pas compte. Car, si le cahier n'était pas exactement à la place où il avait été déposé, elle paraissait toute déconcertée, et répandait de grosses larmes, sans songer à le chercher. S'il s'y trouvait, elle ne continuait pas la pensée sur laquelle s'était arrêtée sa plume la nuit précédente. Chaque nuit avait la sienne, et souvent même cette pensée ne se suivait pas; elle était remplacée par une autre, qu'elle consignait aussi sur le papier, marquant les intervalles par plusieurs points.

Nous avons entre les mains plusieurs fragments ainsi écrits en somnambulisme, presque tous sous la même inspiration. Ces fragments lui étaient dérobés, feuille par feuille, lorsqu'on pouvait l'observer; sinon, on les recueillait le matin dans les endroits où l'on savait qu'elle avait coutume de les cacher. Le jour, elle était épuisée de fatigue, abattue, chancelante; mais elle n'en soupçonnait pas même la cause, et paraissait aussi gaie qu'à l'ordinaire. On finit par lui montrer quelque chose de ce qu'elle avait écrit; elle fut étonnée d'y trouver l'expression de ses sentiments les plus intimes, et une certaine ressemblance avec son écriture. Mais le style, la forme originale de ces fragments, le dialogue et ce qu'il supposait, tout cela était comme un voile qui la cachait à elle-même, et ne lui permettait pas de se reconnaître. On eut bien de la peine à lui faire croire qu'elle en était l'auteur.

Voici quelques-uns de ces fragments ; ils ne manquent ni d'intérêt ni d'originalité, surtout si l'on considère les circonstances qui les ont inspirés. Bien que la pensée de la mort y domine et soit comme le fond du tableau, il en est où elle disparaît un peu, pour faire place à des images moins sombres et plus consolantes. On en jugera par le passage suivant, copié mot à mot sur la feuille originale.

« Il est deux amours, nés pour le bonheur et pour » le malheur du monde. L'un, le plus commun, *le plus* » *brûlant peut-être*, est celui qui le consume. Son em- » pire est fondé sur le sens ; il naît d'eux et vit par » eux. Il n'habite pas notre cœur, il coule dans nos » veines ; il n'élève pas notre âme, il la subjugue ; il » n'a pas besoin d'estimer, il ne désire que de jouir. » Cet amour *méprisable* n'a rien de commun avec notre » âme. Il m'a dit : Juge si la félicité peut venir de lui. » Non, non, Dieu ne lui donne de pouvoir sur les » hommes que pour humilier leur *orgueil*.

» L'autre amour, présent céleste, naît de l'estime » et vit par elle. Il est moins passion que vertu ; il n'a » point de transports fougueux, il ne connaît que les » sentiments tendres. Celui-là réside dans l'âme ; il » l'échauffe, sans la consumer, l'éclaire et ne la brûle

» pas. Il lui fournit la seule nourriture qui lui soit » propre, le désir d'atteindre à toutes les perfections. » Ses plaisirs sont toujours purs, ses peines même ont » des charmes; au milieu des plus grandes souffrances, » il jouit d'une douce paix. C'est cette paix qui seule » rend heureux. Les honneurs, les richesses, la gloire » même, ne remplacent point cette paix, que donne » la seule innocence. La vieillesse, qui détruit tout, » semble en augmenter la douceur.

» Tu ne le trouveras jamais, ce bonheur, tant que » tu ne sauras te commander à toi-même, tant que tu » n'auras pas, sur tes passions, un *empire souverain.* » Garde-toi surtout de penser que cet empire soit im- » possible à notre faiblesse. Descends dans toi-même, » tu trouveras toujours une vertu prête à combattre le » vice qui veut te séduire. Si la beauté enflamme tes » sens, la sagesse est là pour te défendre; si de trop » grands travaux te lassent, le courage vient te soutenir; » si l'injustice te révolte, l'amour de l'ordre te rend » soumise, et si le malheur t'accable, la patience vient à » ton secours. Ainsi, dans toutes les situations de ton » âme, le ciel te munit d'un consolateur et d'un soutien.

» Profite donc des bienfaits du Créateur, et cesse » de te croire faible, pour te réserver le droit de » tomber. »

Le style de ce fragment est si solennel, si bien soutenu, que j'ai été souvent tenté de le regarder comme un souvenir de quelque lecture, dont elle aurait été vivement frappée, et qu'elle reproduisait alors involontairement, en vertu de cette concentration des facultés de l'âme sur un seul point, qui caractérise le somnambulisme. J'ai fait à ce sujet quelques recherches parmi les livres qu'elle lisait ordinairement ; je n'ai rien trouvé qui y ressemblât. Si je fais cette observation, c'est parce que la personne dont il s'agit, bien que douée d'une intelligence peu commune, n'est que médiocrement versée dans la science du français et même de l'orthographe. Au reste, ce qu'il y a de certain, c'est que le morceau a été écrit sans livre, sans lumière, sans rature et d'un seul trait.

En voici d'autres, où la forme du dialogue est mieux marquée :

« Je lui dis : Tu m'aimes, puisque tu viens converser avec moi, tu m'aimeras toujours !

» Regarde cette terre où tu m'as placée ; vois la foule de maux dont elle est couverte ; vois mon œil baigné de larmes, écoute mes soupirs. Ce cœur que tu m'as donné est en proie au chagrin dévorant. Ces bras que tu m'as donnés, je les étends vers toi... toi, qui diriges tout ; toi, qui m'écoutes ; toi qui es aussi bon que tu es grand. Tu es mon père ; ne permets pas que l'âme de ton enfant succombe à la douleur, et que ce cœur soit la victime de ses maux. Souviens-toi que je suis un être sensible, doué de faibles organes, et que je souffre...

» Tu ne ressembles point à l'homme, qui est pétri de caprices ; tu n'es point colère comme lui ; tu n'es point querelleur, tu n'as pas l'injure à la bouche pour confondre...

» Toi qui connais la faiblesse humaine, ... que peut une créature composée d'argile, un faible roseau, qui cède à l'orage des passions ?

» Il me dit...

» Je lui dis : L'infortune s'amoncelle sur ma tête, » et les chagrins sont près de fondre sur moi. Mais je » n'ignore point pourquoi tous ces événements arri- » vent, et tu prends soin de m'en avertir. Je sais que » tu m'aimes, je sais que tu es mon père. La certitude » de cette pensée fait toute ma force. Ce ne sera point » l'adversité qui me vaincra, mais je vaincrai moi- » même l'adversité. Je combattrai avec courage les » afflictions.

» Je lui dis encore : Je sais que tu m'aimes ; il n'y » a que des troncs inanimés et des cadavres, qui ne » comprennent pas les peines du cœur...

» . . . .

» Je lui dis : En attendant la mort, qui peut seule » mettre fin à mes langueurs, je t'enverrai continuel- » lement les aspirations d'un cœur qui te désire, t'ap- » pelle et te trouvera toujours trop tard. Qui me don- » nera des ailes comme à la colombe, et j'irai prendre » mon repos auprès de toi !

» Ce bonheur me sera-t-il longtemps refusé ? Tarde- » ras-tu à me dire : Voilà que je viens finir tes mi- » sères !...

» Je lui dis : Écoute, écoute, tout éloignée que je » suis de ton séjour, tout enfoncée que je suis dans les » profondeurs de l'abîme, je n'ai cependant pas cessé » d'espérer... toi, dont la puissance enveloppe la che- » nille dans sa filature, et qui, au moment où on la » croit perdue pour la création, lui donnes des ailes » pour s'élever de l'abîme de son néant dans les

» régions de l'air, pourrais-tu abandonner cet insecte » appelé femme ?...

» Il me dit : ..... est une suite de l'ordre, de l'im- » pulsion donnée à l'univers...

» Quoi ! celui qui a créé tant de soleils, tant de » mondes, n'a pu créer en moi qu'un ouvrage impar- » fait ! Il n'a pu établir l'harmonie qu'à mes dépens ?... » Je ne le crois pas...

» Il me dit : .....

» Ce fut pour moi un fonds inépuisable de réflexions. » Je ne pouvais me lasser de méditer ce grand mys- » tère. Ce que je voyais et ce que j'entendais se gra- » vait dans mon esprit et y laissait de profondes » traces.

» Quand je réfléchis sur moi-même, je sens que je » suis un être composé, une femme intérieure et exté- » rieure. J'ai un corps et une âme. Je suis moitié » animal, moitié esprit. L'enveloppe extérieure est » nécessaire à mon état présent. La substance inté- » rieure me conduit à mon état futur...

» . . . .

» O mon âme, il faut repousser l'espérance, qui re- » naît si facilement quand on aime ; il faut rouvrir » soi-même les plaies de son cœur, en se rappelant, » pour se guérir, tout ce qu'on voudrait pouvoir ou- » blier. Il faut se dépouiller de toute prévention, re- » noncer à l'indulgence, juger avec rigueur les pro- » cédés et les actions qu'on avait toujours interprétés » favorablement ; il faut enfin rompre toutes ses habi- » tudes, et se dévouer pendant longtemps à ne penser » qu'à ce qui désespère..., à n'agir qu'avec effort et

» contre toutes ses inclinations. Voilà tout ce qu'il en » coûte pour recouvrer la raison : combien il est moins » pénible de la conserver toujours !...

» L'existence est-elle un bien ? Calculons les maux, » les passions, les erreurs de la jeunesse, les infirmi- » tés, les douleurs, les regrets qui nous suivent, nous » assiégent dans tous les âges, et puis la mort. Tel » est le cercle fatal que nous devons parcourir en en- » trant dans la vie. Cependant, à travers ces jours » tristes, brillent des moments de joie. On voit parfois » briller des jours qui consolent la nature affligée... » Ces réflexions enveloppent mon âme d'un voile » sombre : heureusement un doux sommeil vient les » terminer. Du moins, je suis heureuse, en dormant, » si c'est l'être que de ne sentir ni peine, ni plaisir. »

Pour ne pas étendre trop loin ces citations, je terminerai par un fragment sur la grandeur de Dieu. Les idées métaphysiques qui y sont exprimées m'ont inspiré les mêmes réflexions que j'ai déjà faites sur le premier passage, qu'on pourrait intituler des *Deux amours*.

« Il me dit : Écoute, écoute les hommages de toute » la terre. Qui déploie la puissance de son bras pour » renverser les desseins des superbes ? Qui dégrade » les grands, pour élever les petits ? Qui dépouille » les riches, pour remplir de bien ceux qui sont dans » l'indigence ?

» Je lui dis : Et à qui, en effet, appartiennent en » propre la gloire et la louange, si ce n'est à vous ?

» Il me dit : La grandeur des hommes est bornée ; » elle est empruntée, elle est fragile, elle dépend de

» vos idées. Souvent elle est chimérique et fausse. La
» grandeur des rois finit avec leur vie. Le bruit de
» leur chute est bientôt suivi d'un oubli éternel.

» Je lui dis : Pour vous, vous subsistez éternelle-
» ment. Votre gloire ne peut être resserrée ni par les
» bornes de l'univers, ni par celles du temps. De quoi
» vos créatures pourraient-elles se glorifier? C'est de
» vous qu'elles tiennent tout ce qu'elles ont de pouvoir
» et de richesses. Elles ne peuvent rien sans vous; vous
» pouvez tout sans elles. Il n'y a que vous qui soyez
» grand par vous-même. Un pouvoir étranger ne vous
» est point nécessaire pour l'exécution de vos volontés.
» Vouloir et faire sont pour vous une même chose.
» Sans sortir de vous-même, vous trouvez en vous,
» mais sans limites et sans imperfections, tout ce que
» peuvent avoir de perfections les êtres visibles et in-
» visibles. Vous seul possédez essentiellement et en
» propre toutes les perfections possibles, parce que
» vous seul possédez l'être dans toute sa plénitude. »

Parmi les divers passages cités, il en est d'une date postérieure à l'année pendant laquelle la pensée de la mort la poursuivait; le fragment des *Deux amours* et celui qu'on vient de lire sur la *Grandeur de Dieu* sont de ce nombre. Mais, tous se ressentent de cette tristesse concentrée de sentiments qui lui avait fait prendre, non pas l'habitude de se relever, elle la tenait d'enfance, mais de se relever avec une si étonnante régularité. Cette habitude, elle l'a toujours plus ou moins conservée; il en reste encore des traces au moment où j'écris. Je continue d'assister à quelques scènes de somnambulisme, devenues plus rares avec le temps et exemptes de danger. Une pensée qui la préoccupe, une nouvelle dont elle est fortement impressionnée, une vive contrariété et surtout l'idée d'une chose omise, d'un travail négligé, tels sont, pendant le jour, les préludes ordinaires du singulier état qui l'attend pour la nuit suivante. Ainsi le morceau des *Deux amours* fut écrit en somnambulisme, quelques heures après une soirée où l'on avait beaucoup parlé de sentiments. La manière un peu leste dont la question y fut traitée, l'indigna ; elle se retira le cœur froissé; et, le lendemain matin, on trouva dans sa chambre un spécimen de ses idées sur cette matière.

Au risque d'être trop long sur le sujet présent, je ne puis m'empêcher de m'arrêter encore quelques instants sur les moyens employés pour combattre une si grande tendance à l'état somnambulique, et sur les phénomènes qui suivirent l'emploi de ces moyens. On avait remarqué d'abord qu'elle devenait de jour en jour plus faible ; puis, on avait trouvé, çà et là, dans sa chambre quelques feuilles écrites de sa main ; enfin, par des observations plus directes et fréquentes, on avait pu constater la véritable cause de cette faiblesse extrême, qu'elle montrait dans le courant de la journée. Il fallait, de toute nécessité, rendre de semblables crises plus rares, si l'on ne pouvait les empêcher complétement. Comme elle était susceptible d'être magnétisée, et qu'elle jouissait, dans l'état magnétique, d'une grande lucidité, je pris le parti de la consulter sur les scènes dont elle offrait si régulièrement le spectacle toutes les nuits. Elle m'en donna la clef; et, après m'avoir indiqué vaguement ce qui les avait déterminées, elle m'assura que le seul moyen de les faire cesser était de la magnétiser à cette intention; que l'état somnambulique pourrait bien ne pas cesser entièrement, mais qu'elle n'y tomberait plus avec une si dangereuse facilité. Elle ajouta que, si elle était abandonnée a elle-même, cet état durerait toujours et donnerait lieu à des scènes de plus en plus étranges; que ses courses ne se borneraïent plus à sa chambre et à la maison, et qu'elle resterait aussi plus longtemps levée. Je la magnétisai donc, avec l'intention bien nette d'obtenir la cessation de l'état somnambulique.

Ce qu'il y a de plus curieux, c'est que, dès ce premier jour, mademoiselle G... me mit au courant de tout ce qu'elle ferait en somnambulisme naturel les jours suivants. Ainsi, pendant huit jours, elle devait se lever exactement, toutes les nuits, rester levée de dix à vingt minutes, et exécuter différentes actions, dont elle me précisa quelques-unes; puis, ce temps écoulé, les scènes de somnambulisme seraient interrompues. Je dus l'observer avec plus d'attention que je n'avais encore fait, et je vais consigner ici quelques-unes de mes remarques; elles intéressent la science à plus d'un titre, ne fût-ce qu'en faisant voir que le magnétisme peut devenir un agent thérapeutique contre le somnambulisme.

Mais, il ne faut pas oublier que, dès ce moment, mademoiselle G... n'est plus entièrement abandonnée à elle-même, et que, l'action magnétique se faisant sentir, un changement doit se produire dans la conduite extérieure et les pensées de la somnambule naturelle.

Nous étions au mois de janvier 1844.

Le 28, jour de la première magnétisation, elle se leva, comme elle avait coutume, à minuit précis. Elle était vêtue d'un long peignoir, qui lui donnait un aspect quelque peu effrayant; sa figure était, d'ailleurs, sombre et sérieuse. Elle paraissait, comme toujours, fortement et péniblement occupée d'une pensée grave. Ses yeux étaient ouverts et immobiles, sa démarche lente et silencieuse. Elle parlait seule, émettant des pensées sans ordre, telles que celles-ci :

« Autrefois j'étais heureuse ; on devait m'apporter » mon cercueil. L'heure est sonnée ;... on ne vient » donc pas... »

Comme je savais l'heure à laquelle elle devait se relever, j'étais resté dans sa chambre, assis près d'une table et occupé à lire. Une faible lumière m'éclairait. La table était placée devant la commode. Elle vient donc à minuit précis, se met devant la bougie, y reste un instant, et cherche à la saisir. Mais je m'en empare avant elle. Alors elle éloigne brusquement la table de la commode, et, ouvrant le tiroir supérieur, elle y prend du papier, une plume et de l'encre, puis écrit ces quelques mots, en allant de la commode à la cheminée :

« Semblables aux flambeaux mal éteints, nos passions peuvent toujours se rallumer et causer encore » des incendies... Soyez mon guide, au milieu des » tempêtes qui m'assaillent et me menacent d'un naufrage. »

Ces mots sont tracés avec une telle rapidité, que j'ai à peine le temps de m'en apercevoir, bien que je ne la perde pas de vue. Ensuite elle plie le papier sur lequel elle avait écrit, prend une chaise, et, montant sur la cheminée, où il n'y avait de vide que la place de ses pieds, cache le papier derrière la glace, aussi haut qu'elle peut. Elle descend de la cheminée sans rien casser. En ce moment, je m'approche d'elle, et lui mets la lumière à deux ou trois décimètres des yeux. Elle veut la saisir; mais je l'éloigne à mesure qu'elle s'en approche; elle la suit directement. Je m'arrête près de son lit; elle s'arrête aussi, suivant toujours la lumière. Tout à coup, elle la quitte, et se rend dans une chambre qui donnait sur la rue; elle ouvre une des fenêtres, disant tout haut : « On ne vient donc pas. » J'accours près d'elle, la lumière à la main, et me place devant ses yeux. Aussitôt elle ferme la croisée et veut encore saisir la lumière. Je l'éloigne, à mesure qu'elle s'approche, et, par ce moyen, je parviens à la conduire de nouveau près de son lit.

Elle ne paraissait guère disposée à se coucher; elle avait l'air d'une personne déconcertée. J'avançai la bougie sur son lit; elle se dirigea vers la lumière et se coucha. Mais, étant couchée, elle resta encore trois à quatre minutes en somnambulisme. J'avais soin de tenir la bougie devant ses yeux, pour l'empêcher de se lever. L'expédient réussit; elle ne se leva plus. Ses yeux étaient ouverts; la pupille en était très dilatée. Au bout de dix minutes, elle s'éveilla, se plaignant de la lumière qui lui faisait mal aux yeux.

Je l'ôtai ; elle était dans son état ordinaire, et ne se souvenait de rien.

Le 29 janvier, à la même heure, même scène à peu près que celle de la nuit précédente. Même démarche grave et mystérieuse. On eût dit une personne venant d'un autre monde ; mêmes sentiments de profonde tristesse empreints sur sa figure. — Elle se dirige vers la lumière, pour s'en emparer ; je l'éloigne, elle me suit. Puis, me quittant subitement, elle monte, à l'aide d'une chaise, sur la cheminée ; prend le papier qu'elle y avait caché derrière la glace la nuit d'auparavant, et ajoute à la suite de ce qu'elle avait écrit déjà :

« Malheur à vous, langues médisantes, qui, sans » cesse aiguisées, comme celle du serpent, vous faites » un plaisir de déchirer la réputation des absents. La » charité !... »

Elle remonte ensuite sur la cheminée, et cache le papier, après l'avoir bien plié, derrière un tableau, à côté de la glace. Elle descend, et se met à genoux au coin de la cheminée. Elle y reste deux minutes ; puis se lève et va vers la croisée, qu'elle ouvre en disant : « On ne vient donc pas. » Je lui présente la bougie ; elle la suit, et je l'amène ainsi près de son lit, où elle se couche.

Le 30 janvier, elle se lève de nouveau ; mais, cette fois, quelques minutes après minuit : petite circonstance que je n'avais pas encore remarquée. Elle vient vers la cheminée, afin de prendre le papier qu'elle y avait caché. Mais, constamment contrariée par la lumière que je plaçais devant ses yeux, elle y renonce, et se rend à la cuisine. Elle en rapporte une bûche, qu'elle place au coin de sa chambre, à côté du divan. Elle se met à genoux devant la cheminée, la tête dans ses mains ; se lève, un instant après, et s'incline très religieusement devant la bûche, comme on le ferait devant l'image du Christ. Puis, elle se couche sur le parquet; de manière à avoir la tête appuyée sur la bûche, en guise d'oreiller. Ainsi couchée, elle était effrayante. Elle était vêtue de blanc, les mains jointes sur la poitrine, les yeux fermés, la figure très pâle, la tête tournée vers le ciel et les membres inférieurs non fléchis. On aurait dit un cadavre qu'on vient de placer dans le cercueil. Elle paraissait à peine respirer. Pour l'arracher à cette position, je plaçai la bougie très près de ses yeux, qui s'ouvrirent aussitôt. Elle se leva pour la suivre, et vint ouvrir la croisée en disant : « On ne vient donc pas, voilà le quart. » Il était juste minuit et quart. J'approchai de nouveau la lumière de ses yeux, et la conduisis près de son lit, où elle se coucha, sans plus attendre.

Le 31 janvier, elle se lève à minuit précis, et se dirige vers la lumière. Comme toujours, ses traits sont profondément religieux. Elle a les yeux ouverts; ses pupilles sont très mobiles; elles se dilatent et se contractent avec une facilité remarquable; ce qui n'avait pas lieu les jours précédents. Elle s'avance directement vers la lumière qui m'éclaire, tenant les mains ouvertes, comme pour saisir quelque chose par surprise. D'abord, elle marche lentement; puis, à mesure qu'elle s'approche de la bougie, elle va plus vite. Elle se conduit à l'égard de la lumière comme le chat à l'égard de la souris. Elle s'en approche avec une lenteur calculée; mais, dès qu'elle en est à une petite distance, elle s'élance sur elle. Je fais en sorte qu'elle ne puisse la saisir, et, pour cela, je l'ôte de la direction de ses yeux, en la plaçant derrière moi. Dès lors, elle prend une plume, et, atteignant à l'aide d'une chaise le papier qu'elle avait caché, elle écrit ces mots, en se promenant.

« Ne vous en tenez pas aux sentiments; que votre » charité soit effective. Tant d'affligés ont besoin » d'être consolés par vos paroles; tant de malheu- » reux ont besoin d'être soulagés par vos services... » Je vous défends... »

Ces lignes écrites, elle cache le papier dans la cheminée, se rend à la cuisine, et en rapporte une bûche, qu'elle place près du mur, au pied du divan, disant : « Voilà cinq minutes, et l'on ne vient pas. » — Je mets la lumière devant ses yeux, assez près pour voir la pupille, qui se dilatait et se contractait continuellement. Elle fait quelques efforts pour la saisir; puis s'agenouille au coin de la cheminée, prononçant des paroles que je cherche vainement à comprendre. Elle était dans un isolement complet, par rapport à ce qui l'entourait. Sa tête reposait sur ses mains jointes. Bientôt elle se leva, fit des révérences à droite et à gauche, comme pour dire adieu à quelqu'un; et, appliquant la face palmaire de ses mains l'une contre l'autre, se coucha sur le dos. Sa tête, trop près du mur, était fléchie sur sa poitrine; la bûche lui servait d'oreiller. En approchant la lumière de ses yeux, je pus la faire lever et la conduire près de son lit.

Je continuai de l'observer ainsi tous les soirs, pendant le reste de la semaine. Chaque fois, un petit changement se faisait remarquer dans les pensées qu'elle émettait d'ordinaire et dans les actions qui y étaient mêlées; toutes les nuits, il y avait quelque chose de supprimé. Enfin, les huit jours expirés, elle cessa de se relever, ou du moins ne se releva plus qu'à des intervalles de dix, de quinze jours, d'un mois, et sous l'empire d'autres pensées.

Le cas assez rare d'une personne présentant, avec l'état de veille, le double état de somnambulisme et de magnétisme, pourrait fournir encore à bien d'autres observations. Mais, ce serait étendre démesurément ce chapitre; tout ce que je puis ajouter, c'est que la personne éveillée n'était pas, à beaucoup près, la somnambule naturelle, et que la somnambule naturelle n'était pas la somnambule lucide. Dans chacun de ces trois états, on aurait dit une personne différente. Éveillée, elle paraissait lente dans ses actions, aussi bien que dans sa démarche. Somnambule naturelle, au contraire, elle avait une activité dont il ne m'a pas été donné de voir ailleurs des exemples; elle faisait, en quelques heures, ce qu'elle n'aurait pu faire, éveillée, que dans un ou plusieurs jours. Elle avait l'agilité d'un oiseau; son adresse n'était pas moins étonnante. Je l'ai vue, plusieurs fois, repasser des chemises et des robes, elle était vraiment curieuse à observer : les fers volaient dans ses mains; tout son ouvrage marchait avec une effrayante rapidité. Je ne parle pas de la personne magnétisée, cet état ne pouvant être étudié ici avec tous les développements nécessaires.

DEUXIÈME PARTIE.

FLUIDE VITAL MODIFIÉ PAR L'ACTION D'UN FLUIDE ÉTRANGER, OU PASSAGE DE L'ÉTAT ORDINAIRE A L'ÉTAT MAGNÉTIQUE.

CHAPITRE PREMIER.

INFLUENCE DU MAGNÉTISEUR. — CONDITIONS DE CETTE INFLUENCE.

I. J'ai dit au commencement de cet ouvrage : *Le fluide magnétique n'est autre chose que le fluide ou principe vital, modifié par l'action d'un fluide étranger.*

Puisque j'identifiais ainsi le fluide magnétique avec le fluide vital, il s'agissait, avant tout, d'expliquer ce que j'entendais par fluide vital. Il n'était pas moins nécessaire d'indiquer nettement le point de vue particulier sous lequel je devais le considérer. Pénétrant ensuite un peu plus avant dans sa nature, il fallait le distinguer avec soin de tout ce qui n'était pas lui et de ce avec quoi on pouvait le confondre, c'est-à-dire de l'âme et du fluide nerveux. Il fallait, en dernier lieu, examiner ses effets naturels et son rôle dans les phénomènes de la vie ordinaire. Toutes ces questions ont été traitées dans la première partie.

11. Maintenant, nous entrons sur un nouveau terrain. Ce fluide, unique agent de l'âme dans ses rapports avec les choses extérieures, peut être modifié, non-seulement par les lois qui président à sa formation, à son développement et à sa durée, mais encore par un autre fluide de même nature, bien que supérieur en force, et capable de changer les conditions dans lesquelles il se trouve naturellement placé.

Nous l'avons vu se répandre par les organes des sens, comme par autant de canaux qui s'ouvrent aux objets du dehors ; on va lui fermer ce passage. Nous l'avons vu borné par eux dans son exercice ; on étendra la sphère de ses communications ; on l'affranchira, en quelque sorte, de toute limite. Ce n'est pas tout : dans l'état où nous l'avons étudiée, l'âme était attachée et fixée par les sens au moment présent ; sa pensée ne franchissait guère le cercle étroit de ses sensations. Maintenant, soustraite aux lois de la sensibilité, elle ne bornera plus son attention aux choses qui l'affectent actuellement. Ses rapports avec le temps seront modifiés, en même temps que ses rapports avec l'espace.

Comment s'opérera cette singulière transformation ? Comment s'ouvrira cette nouvelle série de phénomènes, qui forment, au premier coup d'œil, un si frappant contraste avec les phénomènes de la vie commune ?

Telle est la question qui se présente d'abord, et qui fera l'objet de cette seconde partie. Malgré tout le merveilleux qu'elle paraît offrir, au fond, elle est très simple et peut se formuler ainsi : *Rendre possible l'action du fluide vital en dehors des sens.* Le magnétisme lucide est compris tout entier dans cette phrase, avec ses résultats les plus singuliers et les plus curieux. Or, la solution du problème ne demande ni longues recherches, ni grands frais d'imagination ; il est résolu de fait, et il n'y a qu'à bien observer et à constater ses conditions.

III. Le passage de l'état naturel à l'état magnétique, où cette action du fluide vital en dehors des sens existe de fait, est déterminé par l'influence du magnétiseur. Beaucoup de choses ont été dites sur cette influence. Il en resterait encore beaucoup à dire ; mais il faut se borner, en supprimant toute réflexion qui ne sortirait pas d'elle-même des entrailles de notre sujet.

Parmi les diverses influences que l'homme peut exercer sur l'homme, il n'en est pas de plus irrésistible, de plus absolue, que celle du magnétiseur sur la personne magnétisée. Sans doute, comme une expérience continuelle nous l'apprend, un esprit ferme et résolu domine toujours les esprits faibles et qui manquent d'initiative. Le fanatique se passionne pour le sectaire, qui l'a séduit et jeté dans l'erreur ; le soldat subit en en aveugle l'ascendant d'un capitaine audacieux et habile ; un regard de son chef, une parole l'électrise. L'esclave n'a d'autre volonté que celle de son maître. Mais toutes ces influences sont, pour ainsi dire, extérieures à l'homme ; elles lui laissent toujours la faculté de s'y soustraire par ses propres efforts. L'influence magnétique, au contraire, atteint l'homme dans ce qu'il y a de plus essentiel, de plus intime à sa condition présente : elle l'atteint dans sa vie, qui reste véritablement *aliénée.* Nous avons remarqué déjà que l'âme, par sa nature, échappait au pouvoir du magnétiseur. Mais, comme elle ne peut agir sur le corps et se manifester sans le fluide vital, si vous la supposez dépouillée de l'empire qu'elle a sur son agent, ou partageant cet empire, l'exercice de ses facultés intellectuelles et actives ne sera plus indépendant. De là, l'immense ascendant moral qui est indirectement laissé au magnétiseur.

Son pouvoir *physique* sur le magnétisé, c'est-à-dire l'action qu'il peut exercer, par sa volonté seule, sur les organes de la personne soumise à son influence, paraîtra plus extraordinaire encore. Ce pouvoir, en effet, surpasse celui dont il jouit à l'égard de son propre corps. En voici la raison : pour agir sur ses organes et leur imprimer tel ou tel mouvement, le magnétiseur n'a que son fluide à lui, et ce fluide n'est laissé qu'en partie à sa disposition. Fût-il doué de la volonté la plus énergique, il ne pourrait jamais, par son simple vouloir, se paralyser à lui-même un membre, accélérer ou ralentir en lui la circulation du sang, modifier ses sensations, et surtout celles qu'il éprouve contre son gré, etc. Mais, en vertu de l'influence magnétique, il a deux fluides pour agir sur le magnétisé, le sien et celui du magnétisé lui-même. Or, ces deux fluides sont, entre ses mains, comme deux forces dont il dispose, et qui le rendent maître presque absolu d'une organisation étrangère, où il peut opérer des désordres qu'il ne saurait produire dans celle qui lui appartient.

IV. Ce singulier empire, dont il ne se trouve ailleurs aucun exemple, comment le magnétiseur l'a-t-il conquis? Est-ce par la supériorité naturelle de son âme? mais son âme n'exerce par elle-même aucune influence immédiate ni sur l'âme, ni sur le corps du magnétisé. Toute l'action qu'elle produit au dehors est due à l'agent par lequel elle communique avec le monde extérieur. Or, comme il n'existe aucun rapport *essentiel* entre tel ou tel développement de fluide et la volonté qui le détermine, on conçoit parfaitement qu'une âme, même inférieure à la nôtre, pût imprimer au fluide, avec une volonté très faible, une action énergique et irrésistible.

Ainsi, la raison dernière de l'influence magnétique ne se trouve pas dans l'âme du magnétiseur, qu'on supposerait douée de je ne sais quelle supériorité *sui generis*. Elle y est sans doute, en ce sens que c'est l'âme qui veut, et que tout part de cette volonté. Mais remarquons bien que l'âme, par son propre vouloir, ne peut rien au dehors, ne dérange rien, pas même un atome, tout effet extérieur se rapportant à l'action du fluide vital.

Le magnétiseur ne doit pas, non plus, l'influence qu'il possède à son habileté; parce qu'il connaîtrait mieux la nature intime du fluide, et aurait approfondi tous les secrets de le mettre en œuvre. La plupart des magnétiseurs ne savent pas ce qu'ils font; ils agissent à l'aveugle, et commandent brutalement. Ils veulent, et savent qu'en voulant bien, ils ne manquent pas de produire l'effet voulu; comme l'homme le plus simple sait qu'en voulant remuer le bras ou la jambe, son bras ou sa jambe se remueront infailliblement. Leur science ne s'étend pas plus loin. Ils ne soupçonnent même pas les ressorts infinis qu'ils font jouer dans la personne qu'ils magnétisent, pour l'amener à cette clairvoyance, qui leur paraît ensuite si naturelle, et dont ils osent quelquefois s'attribuer tout l'honneur.

V. En plaçant ainsi le principe de l'influence magnétique en dehors de l'âme et des qualités de l'âme, je ne veux pas dire qu'elle en soit tout à fait indépendante. Qui ne voit, au contraire, combien l'intelligence du magnétiseur doit être nécessaire, indispensable, pour bien diriger cette influence, pour en écarter les inconvénients qui y sont attachés, pour la rendre véritablement utile. Mais, enfin, elle ne la produit pas, et c'est tout ce que je prétends.

De même, rien ne s'oppose à ce qu'on attribue l'influence magnétique à la *force de volonté* du magnétiseur, comme on le fait ordinairement. Cette force, il est vrai, dans ses effets extérieurs, vient uniquement du fluide vital, agent de la volonté. Car il ne suffit pas de vouloir ; il faut vouloir avec efficacité, et l'on ne peut vouloir avec efficacité sans le fluide. Mais, comme le fluide, dans le cas présent, n'agit et ne se développe qu'autant que l'âme veut, la volonté peut être regardée comme le principe des effets qu'il produit.

En résumé, la cause réelle de l'influence magnétique se trouve donc dans le fluide vital, qui permet à l'âme d'agir au dehors, et de rendre son action plus ou moins durable, plus ou moins efficace, suivant qu'il est lui-même plus ou moins fort, plus ou moins abondant.

VI. Tout se lie, tout est proportionné dans l'homme. On a un corps plus robuste, plus pesant, plus vigoureux; pour dominer ce corps et lui faire exécuter tous les mouvements convenables, il faudra nécessairement plus de fluide, plus de vie que si l'on avait une organisation frêle et délicate. Aussi, le tempérament le plus propre à recevoir l'impression magnétique est-il le tempérament, à la fois, lymphatique et nerveux. Il y a des exceptions; mais elles sont rares et ne peuvent balancer la vérité du principe général.

Les personnes nerveuses ne sont pas celles chez qui le fluide nerveux domine, comme le mot pourrait le faire supposer. Au contraire, le fluide nerveux est, chez elles, moins abondant; et c'est cela même qui les rend si vives, si facilement impressionnables; l'action du fluide vital se faisant d'autant plus sentir sur les nerfs, que ceux-ci sont moins humectés, moins nourris par le fluide nerveux.

VII. Il nous sera facile maintenant de déterminer les conditions de l'influence magnétique.

Cette influence a pour but de modifier le fluide de la personne magnétisée; son moyen d'action est le fluide du magnétiseur. Cela suppose qu'il existe une certaine inégalité entre ces deux agents, dont l'un modifie et l'autre est modifié. Cette inégalité, nous la trouvons dans la nature même des choses; puisque les diverses organisations qu'elle forme ont nécessairement, pour les régir, un fluide qui leur est analogue et proportionné.

Ainsi, la première condition requise pour agir, par

le fluide, sur une organisation étrangère, c'est que notre fluide soit supérieur en force, en énergie, à celui qui régit cette organisation.

Mais, cette première condition ne suffit pas ; elle ne fait que rendre l'influence possible. Il en faut une seconde non moins essentielle, et qui consiste en une certaine sympathie entre le fluide du magnétiseur et celui du magnétisé.

La sympathie de ces fluides est aussi rare que la sympathie des humeurs. Le fluide magnétique est placé, pour ainsi dire, sur les confins de l'âme et du corps ; toutes les volontés de l'âme, toutes les impressions du corps s'y réfléchissent, comme dans un centre commun. De là, les modifications infinies dont il est susceptible, et dont l'ensemble constitue l'état moral et physique des personnes, les habitudes, le tempérament. De là, l'étonnante diversité des effets qui résultent d'une influence étrangère exercée sur cet agent.

VIII. Les termes de supériorité et de sympathie, appliqués au fluide, paraîtront peut-être un peu vagues à ceux qui exigeraient, en cette matière, une précision de langage plus scientifique. Ne pourrait-on pas les remplacer par d'autres, ou en établir le sens sur des données plus positives, sur des données physiques? La chose ne paraît pas impossible ; mais, pour le moment, il ne s'en présente pas à mon esprit de plus propres à exprimer les conditions de l'influence magnétique. Peut-être que la nature intime du fluide vital étant plus connue, son analogie avec le fluide électrique mieux constatée, on pourrait en déduire la loi qui règle ses rapports avec d'autres fluides. Mais quel immense sujet d'études!

Voici un fait qui montre que certains objets physiques peuvent modifier les conditions de l'influence dont il s'agit.

Ma somnambule, après les premières magnétisations, tombait très facilement en état magnétique; il lui suffisait, pour cela, de se trouver placée à côté de moi, ou de toucher un objet que j'avais porté, comme un canif, une lettre, un mouchoir, etc., sans que j'eusse eu, d'ailleurs, aucune intention de communiquer à ces objets la vertu magnétique. Au moment où elle y songeait le moins, elle se sentait envahie subitement par le fluide étranger; elle luttait, pour s'y soustraire; mais, après quelques vains efforts, elle était contrainte de céder. Une telle disposition était dangereuse; les accidents devenaient inévitables, il fallait les prévenir. Ma somnambule, consultée sur ce point, se mit à chercher un préservatif; elle y réfléchit un instant; puis, se levant tout à coup et sortant de la maison, elle alla indiquer elle-même dans une pharmacie voisine la substance qu'elle jugeait propre à atteindre ce but. Comme elle n'en savait pas le nom, bien que magnétisée, elle montra au pharmacien l'endroit où elle était placée dans son officine, la fit mettre dans un petit flacon, puis revint, m'assurant, avec un air de triomphe, qu'elle avait trouvé le secret de se prémunir contre toute influence provenant d'objets sur lesquels j'aurais, à mon insu, déposé du fluide. C'était tout simplement du vinaigre aromatique anglais.

Elle ne s'était pas trompée. Ce petit flacon, qu'elle

prit le parti de porter toujours sur elle, devint un véritable talisman. Mais son rôle se bornait à cela; toute sa vertu consistait à empêcher une magnétisation imprévue; car une volonté ferme et directe en détruisait l'effet. Elle le quittait, lorsqu'elle devait être magnétisée, ou, si quelquefois elle le conservait par oubli, la présence du flacon se trahissait aussitôt par des crises violentes; elle résistait plus longtemps. Mais enfin, ma volonté demeurant la même, les choses reprenaient leur cours ordinaire, et la magnétisation complète avait lieu.

Maintenant, d'où venait au flacon cette propriété singulière d'empêcher non-seulement les magnétisations imprévues, mais encore de retarder les magnétisations directes, en provoquant des crises? Agissait-il en repoussant, en éloignant le fluide étranger, répandu sur les objets, fluide faible et dont il eût été, par nature, ennemi? Ou bien avait-il la vertu de fortifier le fluide de la somnambule, et de le maintenir à sa place dans les nerfs, contre les atteintes du fluide envahisseur? Qu'on se décide pour l'une ou pour l'autre de ces deux hypothèses, toujours est-il que les conditions de l'influence magnétique se trouvaient un peu modifiées; et cela, par un objet physique.

CHAPITRE II.

DIFFÉRENTS EFFETS QUI RÉSULTENT DE LA COMMUNICATION DES FLUIDES.

I. Tout homme est capable de magnétiser et susceptible d'être magnétisé ; car, tout homme a un fluide qui peut être mis en communication avec le fluide d'un autre, pour le modifier ou en être modifié. S'il en est ainsi, d'où vient donc qu'il y a si peu de personnes qui réussissent pleinement à magnétiser, ou qui reçoivent l'influence magnétique d'une manière qui produise la clairvoyance et la lucidité ?

Toute la réponse qu'on peut faire à cette question, est que les conditions requises pour le magnétisme complet, soit dans la personne qui magnétise, soit dans celle qui est magnétisée, se rencontrent très rarement. Si cette réponse paraît peu satisfaisante, après le principe qui vient d'être énoncé, je poserai, à mon tour, la question suivante. Tout homme est capable d'aimer et susceptible d'être aimé, d'où vient donc qu'il y a si peu de véritables amis ? Les véritables amis sont encore plus rares que les somnambules lucides.

De telles questions sont à peu près insolubles, et, à leur égard, on se trouve réduit à dire avec l'auteur du livre de la Sagesse : *Dieu a tout disposé avec nombre, poids et mesure* (1).

Quant aux divers procédés employés pour magné-

(1) *Omnia in mensura et numero et pondere disposuisti.* (Chap. XI, 21.)

tiser, ils sont connus de tout le monde. On peut, d'ailleurs, consulter à ce sujet les ouvrages qui traitent spécialement du magnétisme, sous le point de vue pratique. La seule règle générale qu'on puisse donner, c'est de faire en sorte que le fluide du magnétiseur et celui du magnétisé soient mis en communication. Mais, cette communication peut s'établir de mille manières différentes. On magnétise en faisant des passes ; on magnétise par le regard ; on magnétise par la volonté seule, sans aucun mouvement extérieur apparent. On peut même communiquer à un objet le pouvoir magnétique. Toutefois, les mains sont, en cette circonstance, les meilleurs conducteurs du fluide vital. C'est le procédé le plus simple et le plus rapide. La magnétisation par un objet est toujours lente et pénible ; et, si l'on doit éviter de précipiter son action, dans la crainte d'agir trop fortement sur le magnétisé, il ne faut pas non plus prolonger trop le passage de l'état naturel à l'état magnétique.

II. Pour mieux s'expliquer la singulière diversité des effets produits par l'action magnétique, on peut comparer le fluide du magnétiseur et celui du magnétisé à deux forces qui se rencontrent, et qui cherchent à se combiner. Mais n'oublions pas que chacune d'elles est soumise à une intelligence, qui peut, dans une certaine mesure, en changer la direction. En mécanique, lorsque deux forces sont égales, et agissent en sens opposé, l'effet de l'une est détruit par celui de l'autre. Si elles sont inégales et contraires, il y a une résultante, qui n'est autre chose, comme l'on sait, que l'excédant de la force supérieure sur la force inférieure. Mais, supposons qu'au moment du choc, la force inférieure change tout à coup de direction, et que, sans rien perdre de son énergie, elle s'ajoute tout entière à la force supérieure, la résultante égalera la somme des deux forces; ces deux forces ainsi réunies réaliseront des effets que chacune d'elles, prise à part, n'aurait pu produire: c'est ce qui arrive dans le magnétisme.

Le fluide du magnétiseur est mis en communication avec le fluide du magnétisé. D'abord ils vont en sens opposé; il y a choc et lutte. Cette lutte dure plus ou moins longtemps, suivant l'énergie de la force qui résiste. Pour que la combinaison s'opère, il faut que le fluide du magnétiseur l'emporte, et que le fluide du magnétisé cède, sans être anéanti; que l'un domine et imprime la direction, et que l'autre, après quelques résistances inévitables, soit capable d'aller dans le même sens. Ces deux conditions reviennent à la *supériorité* et à la *sympathie* dont nous avons déjà parlé. Lorsqu'elles se rencontrent pleinement et ne sont gênées par aucun obstacle, il y a *magnétisme complet;* il en sera question dans les chapitres suivants. Si le fluide du magnétisé, quoique plus faible, persiste dans sa résistance, c'est-à-dire s'il n'y a pas sympathie, on aura une résultante; or, cette résultante, susceptible de plusieurs degrés, se manifestera par différents phénomènes, que nous allons indiquer sommairement.

III. Telle personne, après avoir reçu l'influence

magnétique, demeurera dans un état d'engourdissement plus ou moins complet. Vainement on s'efforcera de la faire revenir à elle-même ; elle persistera dans son immobilité, sans éprouver, ou du moins sans manifester aucun sentiment. C'est que le fluide du magnétiseur, tout en exerçant une influence réelle, ne sympathise pas avec celui de la personne magnétisée. Il agit fortement sur ses nerfs ; les comprime, pour ainsi dire, interrompt le cours des sensations, et trouble même la circulation du sang. Cet état est dangereux. On doit éveiller aussi promptement que possible ceux qui s'y trouvent. Un accident deviendrait inévitable, si on les laissait plus longtemps sous une influence qui leur est incompatible. Ajoutons que le magnétiseur peut modifier et tempérer son action ; de sorte que telle personne, qui d'abord ne l'aurait pas subie, finirait, avec de la persévérance, par être amenée à un certain état magnétique, avec ou sans lucidité. Toutefois, une clairvoyance ainsi obtenue ne pourrait jamais être que très faible et très bornée ; car la sympathie des fluides ne serait jamais complète.

Plusieurs ne s'endormiront pas, j'entends du sommeil magnétique, et ne manifesteront même aucune disposition à dormir. Il y aura quelques bâillements ; les jambes pourront s'engourdir un instant ; on y sentira des picotements, des frissons. La tête sera un peu lourde et embarrassée ; on éprouvera des envies de vomir ; en un mot, il y aura un malaise général, mais rien de plus.

Chez quelques-uns, le fluide ne cédant pas, il y aura des crises violentes ; les nerfs, qui sont le théâtre de la lutte, seront tellement excités chez eux, qu'on ne pourra les retenir et les calmer. Le meilleur parti, dans ce cas, est de les soustraire à l'influence magnétique, qui bouleverse leur système nerveux.

Quelquefois, une personne, à peine dans l'état magnétique, manifestera l'humeur la plus noire. Elle sera profondément triste ; versera de grosses larmes, sans rien dire ; s'imaginera voir un précipice qui s'ouvre devant elle, et fera, pour l'éviter, les plus pénibles efforts. Cette curieuse disposition peut venir d'une certaine incompatibilité qui se trouve entre les deux fluides ; mais, cette incompatibilité n'est ni absolue ni invincible, puisqu'elle n'a pas empêché la magnétisation. Souvent aussi elle provient de l'état moral du magnétiseur ou de la personne magnétisée.

D'autres, au contraire, montreront une gaieté folle. Leur imagination sera prodigieusement exaltée. Mille choses bizarres et nouvelles se présenteront à leur esprit. Ils seront dans une sorte de délire, voisin de l'hallucination : ils joueront, danseront, diront des extravagances, et ne pourront rester un moment en repos. Malgré ces transports, celui qui se trouverait dans un tel état ne serait peut-être pas éloigné de la lucidité. On pourrait l'y conduire, en modérant l'action du fluide sur une organisation trop vive et trop impressionnable. Quelquefois même, il serait assez lucide, au milieu de son exaltation, pour dire combien de fois il faudrait qu'il fût magnétisé, avant d'arriver à un calme qui lui permettrait de diriger sa clairvoyance.

Tels sont, en abrégé, les différents effets de la

communication des fluides, lorsque les conditions de l'influence ne se rencontrent pas, ou ne se rencontrent qu'à demi. Cette diversité a son origine dans les modifications infinies dont le fluide est susceptible, et qui rendent si rare la complète sympathie de deux agents de cette nature. Mais on voit qu'à moins d'une antipathie radicale, qui rende dangereuse l'action d'un fluide sur un autre, il est quelquefois possible de suppléer à ce qui d'abord paraîtrait manquer à cette condition.

IV. J'ai surtout constaté les effets de l'action magnétique dans leurs rapports avec l'état lucide, qui va bientôt nous occuper exclusivement. Resterait à étudier ses effets sous un autre point de vue, sous le point de vue médical : en considérant le fluide comme un agent thérapeutique, capable de venir au secours d'une organisation souffrante, pour ranimer en elle les forces vitales affaiblies. Mais, ayant déclaré ailleurs que cette étude n'entrait pas dans le plan que je m'étais proposé, je ne puis mieux faire que de renvoyer, sur ce point, aux beaux travaux de M. le baron du Potet. Je citerai seulement les paroles suivantes d'un homme qui avait aussi beaucoup pratiqué ce genre de magnétisme, qu'il appelait *magnétisme vital.*

« Magnétiser pour guérir est un usage de la vie, que » nos besoins journaliers n'exigent pas; aussi la plu- » part des hommes ignorent-ils qu'ils possèdent cette » faculté...

» Pour magnétiser utilement, il suffit que le désir » de soulager un être souffrant vous porte à chercher

» à le réchauffer en le pénétrant de votre chaleur vi» tale. Telle est l'indication de la nature; toutes les » mères la sentent à l'égard de leurs enfants, et la » suivent d'autant mieux qu'elles ont moins appris à » se confier en des secours étrangers...

» Les sentiments religieux sont d'un grand secours » en magnétisant; ils portent les espérances de l'homme » au delà de ce monde, en remplissant son cœur d'une » douce charité envers ses semblables...

» Magnétiser, c'est user d'une faculté naturelle à » l'homme. Sans doute, nous la tenons du Créateur, » comme toutes les autres; mais, s'il faut, pour faire » des miracles, une puissance spéciale donnée par la » Providence, à coup sûr le magnétisme n'en produit » pas...

» C'est un remède dont l'excellence dépend essen» tiellement des qualités de ceux qui le fournissent, et » que, par conséquent, on ne doit pas prendre indif» féremment à toute enseigne...

» Magnétiser pour guérir, c'est secourir avec sa vie » la vie défaillante d'un être souffrant. Le magné» tisme, sagement employé, peut être utile dans toutes » les maladies; mais il ne dispense pas d'user des re» mèdes ordinaires, et l'on ne voit que trop souvent » ses efforts échouer, comme ceux de la médecine...

» Le magnétisme naturel, dirigé par une bienveil» lance éclairée, est éminemment utile; il envoie la » vie du magnétiseur au secours de l'organisation ma» lade, dont il augmente ainsi les ressources et dimi» nue les périls. » (Chardel, *Psychologie physiologique*, 2e partie, passim.)

CHAPITRE III.

MAGNÉTISME COMPLET. — ORDRE DES PHÉNOMÈNES PHYSIOLOGIQUES. — DU SIÉGE DE LA PERCEPTION DANS L'ÉTAT MAGNÉTIQUE.

I. Nous voilà arrivés au magnétisme complet ou lucide (1), dont les phénomènes, malgré tout le merveilleux qui les environne, vont s'expliquer d'eux-mêmes, au moyen des principes que nous avons établis. On suppose que toutes les conditions qui ont été signalées sont remplies; que le fluide du magnétiseur domine le fluide du magnétisé, et que ces deux agents s'harmonisent parfaitement. On suppose, en outre, dans le magnétiseur, une volonté droite et ferme, le calme, la pleine possession de soi; dans le sujet, la docilité, la souplesse, une entière confiance en celui qui magnétise. Mais, nous avons besoin de le répéter, notre intention n'est pas de décrire, ni même d'indiquer tous les phénomènes qui peuvent se produire en cette occasion. Ces phénomènes, considérés isolément, sont divers, changeants, variables à l'infini. Mais, sous cette apparente diversité, sous cette variabilité extrême, il y a quelque chose qui ne change pas, qui reste toujours identique. C'est ce point essentiel qu'il

(1) D'après ma somnambule, l'état magnétique n'est complet qu'autant qu'il est lucide. Elle prétend même qu'une fois arrivée à ce qu'on appelle improprement le sommeil, toute personne atteindrait un degré plus ou moins grand de lucidité, si elle était magnétisée souvent et avec persévérance; par le même magnétiseur.

faut saisir et démêler, si l'on ne veut se perdre au milieu des mille modifications que font naître les circonstances, la volonté du magnétiseur, et les dispositions actuelles du magnétisé.

II. Commençons par observer la marche extérieure et visible des phénomènes, tels qu'ils se présentent à tout esprit un peu attentif.

Quelque temps après que les deux fluides ont été mis en communication, le sujet éprouve une sorte de tremblement et de chatouillement dans tout le corps. On voit ses nerfs frémir, comme traversés par un courant électrique, et, peu après, ses membres s'engourdir, en commençant par les extrémités. La circulation du sang est troublée ; quelquefois, elle cesse, momentanément, aux parties extrêmes, qui se refroidissent. Le sang se porte avec violence au cœur, où la circulation devient plus active. Par suite, les poumons s'engorgent; les veines du cou se grossissent à vue d'œil ; le sang monte à la tête, et la personne se laisse tomber comme surprise plus ou moins promptement par une sorte de congestion cérébrale. En même temps, ses nerfs se crispent et se roidissent. Tout le corps demeure comme engourdi. Puis, cette roideur diminue; les membres s'assouplissent; la circulation se rétablit, bien qu'elle demeure toujours un peu plus rapide dans l'état magnétique. La personne sort comme d'un sommeil pénible; et, après avoir secoué la stupeur de ses sens, elle revient à elle-même et prend conscience du nouvel état dans lequel elle se trouve. — Quel changement! — Que s'est-il donc passé en elle? Quelle modification s'est opérée dans son organisation? Quel a été le résultat de ces frissons nerveux, de cet engourdissement momentané, provoqué par une volonté étrangère, à laquelle elle s'est volontairement soumise?

Elle voyait, elle entendait, elle flairait, elle savourait; en un mot, elle jouissait de tous ses sens. Un moment a suffi pour lui en interdire l'usage. Les objets extérieurs ne l'affectent plus; ils ne font que produire en elle un ébranlement organique, dont elle ne reçoit aucune émotion. Aussi, le sujet reste-t-il les yeux fermés, ou, s'il les ouvre, ses regards sont fixes, immobiles, et sans direction : on peut dire, à la lettre, qu'il ne *voit* pas. Un tableau vivement colorié frapperait vainement ses grands yeux ouverts; il ne l'apercevrait pas. Tout ce qui arrivait par le sens de la vue est intercepté, et, partant, plus de sensation de couleur. Ses oreilles ne sont pas fermées physiquement aux bruits qui se produisent autour de lui; mais en vain le tympan résonne, fortement agité par les commotions de l'air, il *n'entend plus.* Un pistolet déchargé près de lui, ne serait même pas capable de le distraire, s'il n'était porté à chercher la cause du mouvement imprévu qui a fait tressaillir ses organes. En un mot, tous les sons que recueillait l'oreille sont de nouveau interceptés, et, partant, plus de communication possible par l'ouïe.

La même observation s'applique aux sens de l'odorat et du goût. La rose n'a plus de parfums pour lui; les mets les plus exquis lui sont indifférents. Rien n'est plus curieux que de voir manger une personne magnétisée; elle ne recherche ou ne refuse aucun aliment par préférence; tout lui est également insipide : les choses les plus amères ont perdu leur amertume et les plus délicates leur saveur. — Que de philosophes se sont inutilement efforcés d'en venir à ce point d'indifférence, afin d'avoir un remède plus sûr contre les dangereux excès de la table, et combien il faut remercier le sage auteur de la nature d'avoir attaché un plaisir si vif à ces actes humiliants par lesquels se conserve la vie du corps! Sans ce bienfait, comme notre pauvre corps serait rudement traité, même par ses meilleurs amis!

III. Ainsi, le résultat le plus immédiat de l'action magnétique a été de suspendre les fonctions des sens. Une personne magnétisée ne voit plus, n'entend plus, ne flaire plus, ne savoure plus. Mais, au moins, le sens du toucher lui restera-t-il, ce sens philosophe, suivant une expression du XVIIIe siècle, par lequel les somnambules semblent se mettre en rapport avec ceux qui les consultent? Non, ce sens lui-même n'a pas été excepté.

Remarquons d'abord que la personne n'est pas seulement insensible aux objets extérieurs, comme on vient de le faire observer; elle l'est aussi aux souffrances physiques, qui pouvaient l'affecter auparavant. La douleur n'a plus de prise sur elle; l'amputation d'un bras ou d'une jambe ne lui arracherait aucun cri. Quant à l'objet propre du toucher, c'est-à-dire la dureté, la mollesse des corps, la fluidité, la solidité, les sensations du chaud et du froid, tout cela, rigoureusement parlant, n'existe plus pour elle. Cette assertion paraît d'autant plus paradoxale, que les somnambules attribuent aux différents corps les mêmes qualités que tout le monde; mais le fait n'en est pas moins certain. On reviendra, d'ailleurs, plus loin sur la manière dont les somnambules connaissent les objets extérieurs, une fois que les sensations sont anéanties. Il nous suffit, pour le moment, de jeter un coup d'œil rapide sur l'état des sens, et de faire voir que leur exercice naturel est suspendu.

Voilà la transformation qui s'est faite dans la personne magnétisée. Et cependant, elle parle, elle raisonne, elle comprend mieux qu'auparavant. Elle voit des choses qu'elle ne voyait pas, qu'elle ne soupçonnait pas; les secrets du cœur lui sont dévoilés; elle lit dans la pensée d'autrui, comme dans un livre qui lui est ouvert. Mais, puisque nous en sommes aux phénomènes physiologiques, n'anticipons pas ainsi sur les faits de l'âme; arrêtons-nous aux modifications sensibles qui viennent de s'opérer, et tâchons d'en découvrir la raison.

IV. Le fluide vital, on l'a déjà répété plusieurs fois, est l'agent de la volonté; or, cet agent ne s'exerce pas seulement dans les limites de chaque organisation, il peut encore s'exercer au delà. C'est aussi par cet agent que se fait toute communication de l'âme avec le monde extérieur, et les sens ne sont autre chose que les canaux par lesquels il se répand; de telle sorte que, sans lui, ils ne rempliraient plus leurs fonctions, et deviendraient complétement inutiles à l'âme dans ses rapports avec les objets du dehors. Otez le fluide ; l'œil ne voit plus, l'oreille n'entend plus ; la main devient indifférente au contact des objets, et l'oreille insensible aux sons. Ramenez le fluide, toutes ces opérations recommencent. Il s'agit donc de séparer le fluide des sens ; ce qui revient à le concentrer au cerveau, de manière qu'il ne suive plus, en se développant, les nerfs qui correspondent à chacun des sens. Dès lors, on comprend que ces nerfs soient inutilement impressionnés. L'insensibilité physique devient un phénomène tout à fait naturel et inévitable ; puisque les conditions de la sensation n'existent plus. Mais, comment séparer le fluide des sens ? Cette séparation est-elle possible ; et supposé qu'elle le soit, peut-elle se faire sans de grandes difficultés? Pour résoudre ce problème, observons avec soin la suite des effets produits par l'action magnétique.

Le fluide du magnétiseur est envoyé par lui sur la personne qu'il s'agit de magnétiser ; or, cet agent, n'étant pas limité dans son développement par les organes du corps, pourquoi s'étonner qu'il puisse exercer une certaine influence en dehors de lui ? Le fluide du magnétiseur et celui du sujet, par la nature même des choses, vont d'abord en sens opposés ; une lutte plus ou moins longue est donc inévitable. Leur rencontre s'annonce par une crise nerveuse, comme nous l'avons déjà fait remarquer. Le fluide du magnétiseur domine ; il envahit le système nerveux, et cet envahissement se manifeste par une sorte de contraction dans tous les membres du sujet, dont le fluide, en présence d'un fluide plus fort, se retire peu à peu en suivant les nerfs, à mesure que celui du magnétiseur arrive et s'empare du terrain. Enfin, le fluide envahisseur arrive au cerveau; c'est là qu'a lieu la dernière lutte, pendant laquelle s'opérera la combinaison des fluides. Le signal en est donné par la chute subite de la personne magnétisée; elle tombe évanouie; et, lorsqu'elle revient à elle-même, après avoir secoué l'engourdissement de ses membres, le passage de l'état naturel à l'état magnétique est accompli. Le système nerveux est à demi paralysé chez elle; l'âme n'en reçoit plus de sensation, ou, du moins, celles qu'elle peut encore éprouver sont affaiblies et fort altérées. C'est que son propre fluide n'est plus seul en possession des nerfs, sur lesquels pèse un fluide étranger.

Tout cela s'est fait graduellement; le fluide plus faible a été refoulé avec violence vers sa source, comme une rivière qui recule en face d'un fleuve débordé. Mais, que le fleuve s'écoule, la rivière reprendra son cours; de même que le fluide du magnétiseur se retire, et les choses rentreront dans l'ordre accoutumé.

En concentrant le fluide au cerveau, on ne l'a pas anéanti. C'est là qu'il s'est accumulé sous l'action magnétique; mais il ne saurait en sortir sans être détruit. Le cerveau est à la fois son unique et son indispensable siége. Il est même nécessaire qu'il réagisse sur le fluide du magnétiseur pour se combiner avec lui, et c'est à la faveur de cette réaction que le cerveau du magnétisé se dégage, et que lui-même se remet du coup violent qui l'avait d'abord si brusquement frappé. Les deux fluides occupent donc simultanément cet organe, et plus celui du magnétisé s'y concentre, plus aussi son corps devient insensible.

V. Ainsi, par le progrès successif de l'action magnétique, toutes les avenues du cerveau se sont fermées : plus d'images qui s'y forment à la suite des impressions faites sur les sens ; isolement complet par rapport aux choses extérieures qui nous affectent par leur intermédiaire, mais isolement qu'on pourra faire cesser ou rétablir à son gré. Le cerveau, dans une personne magnétisée, n'est donc plus qu'un instrument passif et inerte, dont elle fait ce qu'elle veut, et qui ne subit d'autres modifications que celles qu'on y fait naître volontairement par le fluide, sur lequel le sujet n'a pas perdu tout son empire, bien qu'il le partage avec le magnétiseur. En un mot, l'initiative est enlevée aux sens ; elle appartient tout entière à l'âme.

Telles sont les modifications physiologiques qui se sont opérées; et déjà l'on en prévoit les conséquences pour l'exercice des facultés intellectuelles. Faut-il s'arrêter à une question souvent agitée et toujours résolue dans les sens les plus divers, à savoir, quel est, à la suite de ces changements, le siége de la perception dans l'état magnétique? Un mot sur ce sujet ne sera pas inutile ; d'autant plus que, faute d'examiner la question sous son vrai jour, quelques-uns sont allés jusqu'à dire que le *grand sympathique et ses dépendances* possédaient alors la faculté de percevoir ; et d'autres que le sens de la vue, déplacé chez les somnambules, résidait tantôt dans l'épigastre et tantôt au sommet de la tête. Ce qui est certain, c'est que les somnambules rapportent la perception, si improprement appelée *vue*, les uns à telle partie du corps, les autres à telle autre. La raison en est que, dès le moment où les organes des sens ne servent plus de véhicule au fluide vital, il faut bien qu'il s'échappe, et, conséquemment, que la communication s'établisse par une autre partie du corps, peu importe laquelle ; or, le sujet rapporte alors à cette partie le siége de la perception, comme, dans l'état de veille, nous rapportons la vue à l'œil, bien qu'en réalité l'œil lui-même ne voie pas.

En résumé, le siége de la vision n'est nulle part. Il est là où l'âme voit et partout où l'âme voit. De même qu'on ne peut dire de l'âme : elle est là ; de même avancer que c'*est de là qu'elle voit*, devrait paraître ridicule. Je veux bien que le cerveau possède le siége de la vision, en ce sens qu'il est le centre des opérations sensibles de l'âme, mais non dans la fausse idée que l'âme y soit exclusivement présente, et qu'elle juge de tout le reste par les impressions dont cet organe est susceptible.

CHAPITRE IV.

PHÉNOMÈNES PSYCHOLOGIQUES. — SENTIMENTS D'UNE SOMNAMBULE S'ÉVEILLANT POUR LA PREMIÈRE FOIS A LA VIE MAGNÉTIQUE, DÉCRITS PAR ELLE-MÊME.

I. Nous venons de voir comment le fluide vital, sous l'action d'un fluide étranger, devient fluide magnétique. Une fois cette modification bien comprise, on n'aura pas de peine à concevoir l'état dans lequel l'âme doit se trouver. Ici commence une nouvelle série de phénomènes non moins étonnants par la grandeur des points de vue qu'ils présentent que par leur éclat et leur singularité.

Oublions un moment que cet état ne peut être que passager et momentané; que l'âme n'y est pas arrivée, du moins communément, par ses propres forces; qu'elle y demeure sous une influence étrangère, et qu'elle n'en sortira que sous cette même influence. Oublions tout cela; que le pouvoir du magnétiseur ne se présente pas à notre esprit, non plus que tous les abus qui peuvent en résulter. Considérons l'âme en elle-même, dans les nouveaux rapports où elle se trouve avec son agent, et, pour mieux comprendre ce qui doit se passer en elle, faisons quelques rapprochements avec la vie commune.

Au moment où j'écris ces lignes, je suis inévitablement affecté par les choses qui m'entourent; il m'est impossible de ne pas l'être. Ma volonté ne peut dominer, que jusqu'à un certain point, tout ce tumulte d'impressions qui m'assiégent; je suis distrait malgré moi; mon attention se dissémine sur une foule d'objets qui la sollicitent en même temps. Mais, si ce fluide, qui s'échappe par tous mes sens, se ramassait, se concentrait au cerveau, de manière à ne plus dépendre que de mon âme; s'il était là, sous ma main, aidé par un autre fluide capable de s'ajouter à lui et de lui fermer les avenues des sens, n'agissant que lorsqu'il me plairait de le faire agir, ne m'apportant du dehors que les images que je lui aurais, en quelque sorte, prescrites à l'avance, quelle facilité ne trouverais-je pas aussitôt dans l'exercice de mes facultés intellectuelles? Mon âme ne serait-elle pas comme dégagée des entraves qui la retiennent et la captivent? Eh bien! tel est l'état psychologique d'une personne magnétisée ; à ne le considérer que sous son beau côté, dans son idéal, et abstraction faite des misères qui y trouvent encore leur place. Voilà donc cette âme soustraite aux mille sensations qui l'attachent si fortement aux choses présentes ; la voilà dans la main de son conseil, comme parle l'Écriture ; la voilà douée d'une intelligence incomparablement plus prompte ; plus dégagée de ses liens mortels, plus libre, plus indépendante dans ses communications avec le monde extérieur, qu'elle établit ou brise à son gré. Quelle surprise pour elle, en s'éveillant à la vie magnétique, surtout lorsqu'elle considère l'état où elle était, quelques minutes auparavant !

II. Aussi, ne doit-on pas s'étonner des dispositions nouvelles, quelquefois si extraordinaires, que manifestent les personnes magnétisées, et du prodigieux changement qui se fait dans leurs idées et dans leurs jugements. « Ne vous moquez pas du magnétisme, disait une somnambule, qui s'en moquait elle-même avant la première épreuve, oh ! ne vous en moquez pas, je vous prie. Si vous saviez tout ce qui se passe en moi, tout ce que je vois, et tout ce que je puis voir ! » Comme on lui objectait son incrédulité récente : « J'étais une sotte, reprit-elle ; mais, en ce moment, je suis savante et plus savante que vous. Essayez : faites-moi des questions. Quel étrange renversement d'idées, et comme tout m'apparaît sous un nouveau jour ! »

Mais écoutons plutôt ma somnambule ; elle décrira mieux elle-même les impressions que fit naître en elle cette première vue de l'état magnétique et le premier essai des facultés qui y sont attachées.

« Lorsque, dit-elle, ce profond engourdissement des sens qui me retenait captive eût un peu cessé, je me levai spontanément ; il me semblait sortir d'un cachot obscur et secouer des chaînes qui pesaient sur moi. Un instant, je me trouvai perdue, abandonné à moi-même, sans secours, sans soutien. Le désir de savoir où j'étais me fit courir, mais sans me rendre compte de ce que je faisais. Je cherchais avec anxiété ; j'attendais impatiemment un appui, pour connaître le monde nouveau dans lequel j'étais transportée.

» Mais, dès mes premiers pas, un obstacle m'arrêta : je réfléchis, et je reconnus que j'avais un corps, et que ce corps tenait à la terre. Je reconnus aussi qu'il m'avait appartenu dans un autre état, et, revenant peu à peu à moi-même, je compris le nouveau mode d'existence où je me trouvais.

» Ma pensée se porta aussitôt sur celui qui m'avait magnétisée. Je le vis, ou plutôt je sus qu'il était près de moi ; car je ne le vis pas avec mes yeux. Quelle précieuse découverte ! j'avais trouvé le soutien qui manquait à mon existence nouvelle ; ce soutien que je pressentais, et dont la recherche m'avait fait lever avec une si vive inquiétude.

» Dès lors, toutes mes craintes se dissipèrent, le doute s'effaça, l'obscurité disparut. Je nageais comme dans un océan de lumière, mais un océan où rien ne m'apparaissait d'abord que mon magnétiseur et moi. Nous étions isolés, seuls au monde; tout le reste semblait n'exister plus. Je désirais vivement l'interroger; je brûlais de lui dire ce que j'éprouvais, de lui raconter les émotions, les pensées de mon âme, de lui demander ce qu'étaient devenus cette foule d'objets qui nous environnaient, un quart d'heure auparavant; mais, loin de partager mon empressement, il me regardait avec un silence dont je fus d'abord déconcertée.

» Bientôt, je compris qu'il voulait me laisser toute ma liberté, pour ne pas gêner l'essor spontané des facultés nouvelles qui s'étaient développées en moi : la pensée d'en faire l'essai s'empara de mon esprit. N'étant occupée, ni interrogée par personne, et emportée par un mouvement extraordinaire de curiosité, je m'élançai; mon âme se sentait libre; elle n'était plus embarrassée par les sens; elle planait sur tout, et la lumière qui l'éclairait se répandait autour d'elle, comme une flamme prodigieusement active; mais elle ne s'arrêtait sur rien, pour le pénétrer à fond. J'entrevoyais mille objets à la fois, sans qu'aucun d'eux fixât mon attention. Je passais de l'un à l'autre avec la promptitude de l'éclair. L'espace semblait fuir devant moi. Plus légère que l'oiseau, plus rapide que le vent, partout où ma pensée se portait, j'y étais. Cette facilité de voyager me plaisait extrêmement, et, comme rien ne se jetait à la traverse, j'allais, j'allais toujours.

» Je remarquai, toutefois, que, malgré tout l'élan de

mon âme, je décrivais un cercle, dont le centre était occupé par mon corps; il y avait une certaine limite que je ne pouvais, ou plutôt, que je n'osais franchir. J'en voulus connaître la cause; et je vis que l'union de mon âme et de mon corps serait à jamais brisée, si cette limite était franchie. Je compris alors pourquoi je m'étais trouvée, à plusieurs reprises, comme instinctivement retenue. La volonté du magnétiseur n'y était pas indifférente. Sans cette volonté, peut-être qu'insensible aux choses qui affectent le corps et nous font veiller à sa conservation, la pensée d'en finir avec lui se fût emparée de mon esprit, peut-être que j'eusse essayé de briser ce frêle et dernier lien qui m'attachait à la terre!... Mes efforts eussent été inutiles; un pouvoir invincible me retenait, et, d'ailleurs, la réflexion m'eût fait voir les conséquences de cet imprudent dessein, si j'avais été complétement libre de l'exécuter.

» Une idée me vint; ne pouvant quitter ce corps, je me mis à l'étudier. C'est le premier objet qui s'offrit à mon esprit d'une manière claire et distincte. Je n'étais pas fâchée d'essayer enfin, sur quelque chose de fixe, les facultés dont j'avais conscience; car, tout ce que j'avais aperçu, jusqu'ici, se confondait dans une sorte de lumière, également diffuse, dont j'étais environnée. Quelle ne fut pas ma surprise alors, de voir ce que je n'avais jamais vu, ce que je ne soupçonnais même pas! — Je dis voir, ne trouvant aucune expression plus propre à faire entendre ce que je veux dire; mais cette vue ne ressemblait guère à celle des yeux, bien qu'en y réfléchissant ensuite, je me sois assurée qu'elle s'opérait par le même agent, placé dans des conditions différentes. — Ce sang, ces veines, ces artères, cette admirable disposition des parties internes, si bien adaptées l'une à l'autre, tout le mécanisme intérieur du corps se présentait, se manifestait à moi; rien en lui ne m'était caché.

» Chose étonnante, ce qui m'était autrefois inconnu, invisible, ma pensée maintenant le pénétrait; elle pénétrait les corps, ou du moins le mien, tandis que les objets intérieurs, qui frappaient mes sens, ne s'offraient plus à mes regards! Les sens m'étaient inutiles: mon œil ne voyait plus, mon oreille n'entendait plus. Je voulus m'en servir pour connaître ce qui était autour de moi: mais, j'éprouvai une extrême difficulté; il y avait je ne sais quelle barrière qui en fermait les avenues. Mes efforts n'eurent d'autre effet que celui de solliciter l'attention du magnétiseur. Il parut comprendre ma pensée, et, jugeant qu'il serait dangereux de me laisser plus longtemps à moi-même, il me prit la main et me proposa diverses questions, auxquelles je répondis avec autant de promptitude que de joie.

» Il me fit parcourir les divers objets qui se trouvaient autour de nous, et quelques-uns des plus éloignés. Je n'avais plus besoin, pour les voir, de tourner les yeux à droite et à gauche; pourvu qu'ils me fussent nettement indiqués, je les saisissais, je les percevais, ils me devenaient présents. La distance n'était plus un obstacle; elle ne rendait ma vue ni moins claire ni moins certaine. J'étais ravie de montrer les facultés étonnantes dont j'étais douée. Livrée à moi-même, j'étais comme un guerrier plein de cœur, qui brûle de combattre et qui ne rencontre pas d'ennemis;

comme un philosophe ayant beaucoup de vérités inconnues à dire, et qu'on ne veut pas écouter.

» Les personnes qui m'entouraient s'approchèrent successivement de moi; aucun changement ne s'était fait en elles; elles se trouvaient dans le même état que moi-même auparavant. Quel singulier phénomène s'accomplissait au moment de la communication! Tout, en elles, m'apparaissait en un clin d'œil, pensées, sentiments, être moral, être physique, maladies de l'âme et maladies du corps. Comment démêler, au milieu de tout cela, ce que l'on me demandait, ou plutôt ce que l'on voulait me demander, car bien souvent il fallait, avant de répondre, deviner leur intention.

» La difficulté était des plus grandes; les choses se présentaient en foule et sous un nouveau jour; il fallait porter l'ordre dans ce chaos, et, malgré tous mes efforts, je ne réussissais qu'avec peine à bien faire comprendre ma pensée. On ne doit pas s'en étonner; j'habitais un monde à part; mes idées n'étaient plus les mêmes. Je n'étais plus sous l'empire des sens, et, toutefois, éprouvant des sentiments si contraires à ceux des personnes qui m'interrogeaient, j'étais obligée d'emprunter leur langage, leur manière de voir, et même leurs préjugés. C'était à moi de combler l'abîme qui nous séparait. On était surpris de ma science, et l'on me demandait comment je pouvais savoir tout cela. Pour en finir avec ces questions, je répondais : *Je vois*, sans chercher à m'expliquer davantage; et, d'ailleurs, l'exaltation de mon esprit était trop grande, en ces premiers moments, pour qu'il me fût possible d'observer et d'analyser avec ordre le *comment* des phénomènes qui se passaient en moi.

» Si l'on m'eût laissée à moi-même, après ce premier essai de mes facultés nouvelles, quelles foules de réflexions ne se fussent pas présentées à mon esprit! La vue des pensées m'en fournissait un fonds inépuisable: c'est un plaisir bien rare de connaître ce que tout le monde ne connaît pas; mais ce plaisir n'est pas sans mélange, et le privilége de voir l'homme tel qu'il est, tout en satisfaisant la curiosité, fait trop souvent découvrir des misères qui attristent le cœur. Oh! qu'il y a des âmes petites, étroites, égoïstes, tristement embarrassées dans les choses de la terre, et, pour ainsi dire, terrestres elles-mêmes! Ténèbres et préjugés dans l'esprit, vices et corruption dans la volonté, tout cela, relativement à ce qu'on peut en savoir dans la vie commune, vous apparaît comme dans un miroir grossissant. Et ce spectacle ne me flattait guère. Mais aussi, quel bonheur de trouver un beau caractère, une âme noble, élevée, religieuse! On se plaît à communiquer avec elle. On la dépouille par la pensée de toute imperfection, de toute souillure, pour ne voir en elle que ses belles qualités; on l'élève jusqu'à soi. Ce commerce, dont souvent la personne avec laquelle il s'établit ne se doute pas, est une des plus vives satisfactions que j'aie goûtées dans l'état magnétique.

» Je ne puis raconter ici toutes les pensées, tous les sentiments, qui jaillissaient dans mon âme; il faudrait passer par cet état, pour le bien comprendre, ou du moins, il faudrait que ceux qui peuvent y entrer en conservassent le souvenir, quand ils reviennent à la vie commune : malheureusement, on en sort comme on y était entré ; on s'éveille tel qu'on s'était endormi, et l'on se retrouve avec ses ignorances et ses obscurités ordinaires. »

TROISIÈME PARTIE.

FACULTÉS PARTICULIÈRES A L'ÉTAT MAGNÉTIQUE.

CHAPITRE PREMIER.

PARALLÈLE ENTRE L'ÉTAT ORDINAIRE ET L'ÉTAT MAGNÉTIQUE.

I. Le lecteur doit comprendre maintenant les différences et les rapports qui se trouvent entre l'état naturel et l'état magnétique. Qu'il nous suffise de lui en remettre sous les yeux les traits les plus frappants. Dans l'un et l'autre nous voyons un même principe, le fluide vital, agent de l'âme dans ses communications avec le monde extérieur. Mais, dans l'état ordinaire, ce fluide est limité par les sens; son développement se proportionne toujours aux impressions faites sur eux, et, par suite, tout ce qui ne peut les affecter nous échappe.

L'action magnétique rend l'exercice du fluide indépendant des impressions sensibles. L'âme, rendue maîtresse de son agent, peut l'envoyer où elle veut, et voir, par son intermédiaire, ce qu'elle désire; à peu près comme on est libre, dans la veille, de tourner les yeux à droite ou à gauche, pour connaître les différents objets qui nous entourent.

II. Dans l'état ordinaire, toute vue des choses extérieures est liée à des sensations; voir et sentir sont à peu près synonymes pour nous. C'est qu'alors le fluide vital est non-seulement limité par les sens, mais encore il n'agit qu'avec leur concours. Dans l'état magnétique, au contraire, le fluide vital en est dégagé; il agit seul, et sous l'initiative de l'âme. Dès lors, il y a vue du monde extérieur; mais cette vue n'est accompagnée d'aucune sensation comparable aux perceptions des sens. Sans doute, en vertu de l'union si intime de l'âme et du corps, toute pensée de l'une se manifeste par une modification dans l'autre; mais cette modification, dans le sujet magnétisé, n'est pas une sensation; c'est une impression purement organique, dont l'âme n'est ni affectée ni distraite dans l'exercice plus libre et plus rapide de son intelligence. De plus, cette sensation, qui, à proprement parler, n'en est pas une, *puisqu'elle n'est pas sentie*, n'a pas lieu dans le même ordre. Par exemple, quand je regarde un objet placé devant mes yeux, la vue de cet objet se trouve naturellement précédée par l'impression qu'il fait sur mes sens. Dans l'état magnétique, au contraire, la vue d'un objet précède l'ébranlement organique, surtout si l'objet est considérablement éloigné. Qu'un somnambule soit mis en rapport avec une personne qui habite Londres, Vienne, Saint-Pétersbourg,... il verra cette personne; mais, chose curieuse! il la verra sans que le cerveau ait été préalablement modifié. L'ébranlement organique qui devrait, ce semble, précéder sa vue, ne se manifestera qu'après. L'intervalle de temps est inappréciable : la vue et l'impression paraissent simultanées, je le sais; mais, pour se montrer rigoureusement exact, il faut reconnaître une certaine priorité au premier de ces deux phénomènes.

III. Telle est donc cette vue *extra-sensuelle*, qui jette tant de merveilleux sur les faits magnétiques. Il n'y a là rien de contraire aux lois qui régissent l'union de l'âme et du corps; on peut même dire que, d'après ces lois elles-mêmes, il ne saurait en être autrement. Ce point est fondamental. Ainsi, en magnétisant, on ne fait que modifier l'agent de l'âme dans ses rapports avec les choses extérieures; mais, par là même, n'est-ce pas modifier aussi ces rapports, dans l'ordre suivant lequel ils s'établissent, et en faire naître de nouveaux qu'on ne soupçonnait pas? Pourquoi s'étonner que les sens ne concourent plus à la connaissance des objets du dehors? Leur ministère est-il donc, en soi, d'une nécessité absolue? S'ils ne sont que les canaux du fluide vital, et si l'on peut donner un autre cours à ce fluide, n'est-il pas évident qu'ils ne seront plus, *comme moyens de perception*, d'aucun secours?

IV. Mais pourquoi le fluide vital, dans l'état ordinaire, semble-t-il s'arrêter à la surface des objets, tandis que, dans le sujet magnétisé, il pénètre l'intérieur des corps et franchit les distances?

« D'abord, répond ma somnambule, le fluide, dans

la vie commune, est réglé, limité par les sens ; limite dont il est affranchi par l'action magnétique. En second lieu, son développement naturel est toujours en raison de l'impression faite sur les organes. Si la surface seule des objets apparaît alors communément, c'est parce que la surface seule frappe les sens. Le fluide ne peut aller plus loin que l'impression ; puisqu'il en dépend, puisqu'il ne s'exerce qu'après elle. Mais, pour le sujet magnétisé, l'impression n'est plus nécessaire; et que suit-il de là? Il suit que la surface ne le frappe pas plus que tout le reste; il n'y a plus à son égard (1) ni intérieur, ni surface, ni milieu, et lui refuser la vue de l'intérieur serait lui refuser aussi celle du dehors, les moyens de voir étant les mêmes pour l'un et pour l'autre cas.

» Aussi, les somnambules voient-ils tout indifféremment, dans les corps les plus opaques, et, s'il n'en était pas ainsi, je ne saurais comprendre comment ils peuvent voir quelque chose. De même, la nuit, qui vous dérobe le magnifique spectacle de l'univers, n'affaiblit en rien la clarté de leur perception ; le soleil qui les éclaire ne se couche pas. Car, tout l'effet de la lumière, en se réfléchissant des objets sensibles sur la rétine, est d'impressionner le nerf optique ; aussitôt le fluide vital entre en exercice, et nous

(1) Tout cela relativement à la perception. Car les choses, en elles-mêmes, ont bien une surface et un milieu ; et d'ailleurs, les somnambules ne s'y trompent jamais. — Elle veut dire tout simplement que la vue de l'intérieur ne lui offre pas plus de difficultés que celle du dehors.

voyons. Mais, où l'impression devient inutile, la lumière doit l'être également. Pour la vue à distance, nous nous sommes expliqué ailleurs. »

V. Une différence frappante qui sépare l'état naturel de l'état magnétique, c'est que, dans le premier, ni les mouvements organiques, la circulation du sang, par exemple, ni les sensations, ne dépendent de la volonté; tandis que, dans le second, ces divers phénomènes, déjà modifiés par l'action magnétique, restent plus ou moins soumis à l'empire du magnétiseur, et, sa volonté demeurant neutre, à celui de la personne magnétisée. Ainsi, le magnétiseur peut accélérer ou ralentir à son gré la circulation, naturellement plus rapide dans l'état magnétique. Les sensations n'existent plus; il peut les faire revenir, les dénaturer même: par exemple, donner à l'eau le goût du vin, ou d'une liqueur forte, etc.

Le mouvement n'a pas été détruit d'abord par l'action magnétique; le sujet demeure maître de ses organes, sous ce rapport. Or, le magnétiseur peut faire, par une volonté spéciale, ce qu'il n'a pas fait par la volonté pure et simple de magnétiser; il peut paralyser tel ou tel membre; lui enlever et lui rendre le mouvement; déterminer enfin une foule de désordres, qu'il ne saurait opérer sur lui-même. Considérez ce même pouvoir dans la personne magnétisée, en supposant que le magnétiseur n'y mette aucune entrave. Elle domine son organisation, ses sens, tout son être physique; elle tient, pour ainsi dire, sa vie entre les mains, et, sans aucun secours extérieur, elle peut la rejeter loin d'elle, comme un fardeau qui la gêne.

VI. Je ne répéterai pas ici ce qui a été dit au chapitre second de la première partie, sur l'usage limité et régulier de la vie qui caractérise l'état de veille, et qui est alors le principe de l'équilibre entre nos facultés. Dans l'état magnétique, cet équilibre est évidemment détruit; l'intelligence s'élève sur les ruines de la sensibilité; la volonté ne s'exerce plus qu'avec le concours d'une volonté étrangère; le fil des souvenirs est interrompu, et la mémoire des pensées qui ont occupé notre esprit disparaît comme un songe, au retour à l'état naturel. Parcourez et rassemblez maintenant toutes ces modifications; voyez, dans l'état magnétique, l'absence des sensations, la circulation du sang plus rapide, le système nerveux sous l'empire d'un fluide étranger, l'intelligence démesurément agrandie, le cerveau d'autant plus actif que celle-ci voit et embrasse plus de choses, l'être moral dominant l'être physique; ajoutez à cela les nombreux désordres qui peuvent résulter soit de la volonté du magnétiseur, soit de l'usage arbitraire de la vie, qu'on prodigue alors avec tant de facilité, et vous aurez une idée, non pas complète, mais générale et vraie, des perturbations profondes et parfois dangereuses, opérées par l'action magnétique.

CHAPITRE II.

PERCEPTION EXTRA-SENSUELLE, OU LUCIDITÉ. — SON DOUBLE OBJET. — RÉFLEXIONS PRÉLIMINAIRES SUR L'EXERCICE DE CETTE FACULTÉ.

I. On appelle *lucidité*, la faculté de voir particulière à l'état magnétique. Le terme est assez impropre, aussi bien que celui de *lucide*, dont on se sert pour désigner les personnes qui la possèdent. *Lucide* ne devrait être employé que pour exprimer un objet accessible à l'intelligence et non l'intelligence elle-même. La lucidité ne se trouve pas dans les somnambules; elle est dans les choses qu'elles voient. Mais il y a en elles la clairvoyance, la pénétration, en un mot, la faculté de connaître ce qui est *lucide*, c'est-à-dire revêtu d'un certain éclat qui le rend visible. Toutefois, comme le terme de *lucidité* est consacré par l'usage, je n'ai pas cru devoir y renoncer, bien que je lui préfère celui de *perception extra-sensuelle*, qui désigne au moins le mode de cette vue, et la distingue de la perception ordinaire, qui se fait par les sens.

Mais, laissant de côté cette discussion de mots, considérons la chose en elle-même. Il s'agit de la faculté essentielle ou constitutive de l'état magnétique; bien qu'elle soit susceptible d'une foule de degrés divers, et qu'elle s'exerce sous une variété de formes infinie. Sa nature ressort de son objet, et son objet est compris dans la réponse à la question suivante : Quelles sont les choses que voit un sujet lucide, et que nous autres, dans notre état naturel, nous ne voyons pas et ne pouvons voir en même temps que lui et de la même manière? Évidemment, tout ce qu'il voit, ou peut voir, lorsque ce privilége nous est refusé, formera surtout l'objet de la lucidité. Or, sans parcourir ici les objets divers sur lesquels s'exerce cette faculté, et dont l'énumération serait trop longue, je trouve tout d'abord qu'un somnambule voit, dans le monde purement matériel, des choses qui n'affectent pas et ne peuvent affecter ses sens; je trouve ensuite que, mis en rapport avec une personne, il découvre en elle des pensées, qui, relativement à nous, ne se manifestent sous aucune forme sensible.

Tel est le double point de vue sous lequel seulement nous aurons à considérer la lucidité.

II. Pour comprendre l'exercice de cette faculté, il est nécessaire d'avoir bien présentes à l'esprit les deux observations suivantes, sur lesquelles la somnambule qui me dirige insistait souvent.

La première, c'est que le fluide magnétique, ou fluide vital modifié par un autre fluide, résume en lui toutes les fonctions des sens. Dans l'état naturel, c'est par le fluide qu'on voit, qu'on entend, qu'on éprouve les diverses sensations qui se rapportent au toucher, au goût et à l'odorat : tels sont alors nos moyens de connaître le monde extérieur. Or, comme rien de tout cela, suivant ma somnambule, n'existe dans l'état magnétique, on ne conçoit pas, au premier coup d'œil, quel peut être le mode de voir particulier à cet état.

Ma somnambule répond ainsi à cette difficulté :

« Comparez, dit-elle, le fluide vital à un faisceau de lumière blanche, et le système nerveux à un prisme. La lumière, en passant par le prisme, se décompose en sept couleurs ou sept rayons partiels, dont le point de départ est l'endroit où la lumière tombe sur le prisme. De même, le fluide, en s'irradiant à travers le système nerveux, se décompose, si je puis dire, en cinq sensations, qui sont : la couleur, le son, la saveur, l'odeur, le chaud ou le froid. Ces sensations jaillissent des courants du fluide, comme les divers rayons du passage de la lumière à travers le prisme. Mais la lumière ne pourrait se diviser en sept rayons, si elle ne les renfermait déjà. De même, le fluide ne saurait, en s'irradiant, concourir à la vue, à l'ouïe, au toucher,... s'il n'y avait en lui le germe et, pour ainsi dire, l'essentiel de ces fonctions. Eh bien, dans l'état magnétique, le fluide ne se divise plus, ne s'irradie plus à travers le système nerveux. De là absence des sensations proprement dites. Il ne reste plus, en quelque sorte, qu'une seule et unique *sensation*, qui ne ressemble à aucune de celles qu'on peut éprouver dans l'état ordinaire ; pas plus que la lumière blanche ne ressemble au rayon vert ou au rayon rouge. Il me répugne de l'appeler sensation, ce mot pouvant vous induire en erreur. Donnons-lui un autre nom, celui de connaissance intuitive, si vous voulez. Cette connaissance résume tous les sens et n'est aucun d'eux en particulier. La comparaison dont je me suis servie est imparfaite peut-être ; mais je ne saurais vous faire mieux comprendre ma pensée.

» Venons maintenant à quelques applications. Je m'en vais vous étonner. En ce moment, je ne vois pas les couleurs, je n'entends pas les sons, et pourtant, je sais fort bien quand il y a couleur ou son dans les choses que j'examine. Je perçois la couleur dans la propriété qu'a l'objet d'en exciter en vous la sensation : s'il y avait des yeux en présence du tableau que je vois, ces yeux seraient affectés de telle ou telle couleur, de rouge, de bleu, de jaune..... Voilà mon raisonnement intérieur, quand il s'agit des sensations. Ce raisonnement est instinctif; mais j'en découvre la vérité, lorsque je réfléchis sur les phénomènes qui s'accomplissent en moi. De même, je perçois le son, non pas en lui-même, puisqu'en lui-même il n'est qu'une sensation particulière que je n'éprouve pas, mais je la perçois dans la cause qui l'excite et dans une oreille propre à le recevoir. En traversant, par le fluide, une contrée assez éloignée, je me suis écriée plusieurs fois : Oh ! que ce pays est glacé ! Un moment après, j'ai ajouté : En voici un autre où règne une chaleur étouffante. Si j'analyse chacune de ces phrases, je trouve qu'elles équivalent aux suivantes : Si je parcourais en personne et sans être magnétisée, le pays que je parcours en ce moment, j'éprouverais un froid très vif, ou bien, mon front serait couvert de sueur. En un mot, je sais, par le fluide, sans me servir des sens, tout ce que ceux-ci pourraient m'apprendre. Je puis même en savoir davantage; mais il ne s'agit ici que d'examiner comment le fluide peut nous apprendre, lorsque les sens ne s'exercent plus, ce que l'on s'imagine ne nous être révélé que par eux. Je dis *ce que l'on s'imagine*, car le fluide étant le seul agent de l'âme dans ses rapports avec les choses extérieures, tout ce qu'elle peut en savoir, elle le sait par lui, exclusivement. Je veux prévenir, en insistant sur ce point, la tendance que l'on a à croire que le fluide, dans une personne magnétisée, ne remplace que le sens de la vue. C'est une erreur; il les supplée tous, par une seule et unique opération, désignée le plus souvent par le terme de *vue*, parce que c'est avec ce sens qu'elle offre le plus d'analogie. Je lui préférerais le mot d'*intuition*, qui est plus général. »

III. La seconde observation que j'avais à faire, c'est qu'il ne faut jamais se laisser dominer par le merveilleux de certains phénomènes qui tendent à s'isoler, à se séparer de la foule des phénomènes vulgaires. Rattachons toujours ces phénomènes à d'autres plus simples qui leur soient analogues, et nous en découvrirons plus facilement la raison.

Qu'un somnambule très exercé s'amuse à franchir, en un clin d'œil, les plus grandes distances; qu'il passe les mers, et, traversant, dans sa marche aussi rapide que l'éclair, les vastes forêts de l'Amérique, qu'il y visite, parmi les sauvages convertis, un de nos héroïques missionnaires, dont il tient une petite mèche de cheveux ou simplement une lettre entre ses mains; qu'il donne sur lui les détails les plus exacts et les plus minutieux; qu'il décrive ensuite le pays, les mœurs de ceux qui l'habitent, leurs costumes aussi variés que bizarres; qu'il ne s'en tienne pas là, mais que, traversant une seconde fois l'océan, il prenne son vol vers les Indes, et tombe comme d'un seul trait à l'endroit qu'on lui indique sur les rives du Gange; qu'il raconte, avec la même exactitude qu'un voyageur qui les verrait de ses yeux, toutes les merveilles de ce pays, et donne des preuves de plus en plus frappantes de sa lucidité : ces exemples et d'autres aussi extraordinaires dont nous avons été quelquefois témoins, surprennent d'abord par leur éclat; on admire, on est ébloui; et certes, en présence de ces immenses moyens de connaître qu'il est possible à l'homme de développer, il faudrait que la divine flamme de l'enthousiasme fût complétement éteinte dans nos âmes, pour ne pas en laisser jaillir quelques étincelles. Mais, après ces premiers moments donnés à l'admiration, rapprochons ces phénomènes de faits plus simples, de faits élémentaires et faciles à vérifier : c'est une personne qui, magnétisée pour la première fois, voit d'un appartement ce qui se passe dans un autre; et cela sans le secours de ses yeux. Comparez ce phénomène aux premiers; leur principe est le même, l'ordre dans lequel ils s'accomplissent parfaitement identique; de sorte que l'intelligence de l'un doit faciliter l'intelligence des autres. Toute la différence vient des degrés divers de clairvoyance et d'exercice; degrés inévitables, mais qui ne changent nullement la nature des faits.

CHAPITRE III.

LUCIDITÉ S'EXERÇANT SUR LES CHOSES PUREMENT MATÉRIELLES, VOISINES OU ÉLOIGNÉES. — VOYAGE DANS LES ASTRES. — PERCEPTION ORDINAIRE ET PERCEPTION MAGNÉTIQUE COMPARÉES.

I. Venons maintenant à la vue des choses extérieures chez un sujet lucide. Elle ne peut avoir lieu qu'autant que l'âme communique directement avec elles par le fluide magnétique ; c'est là une condition nécessaire, indispensable. Or, quelle est la disposition présente de l'âme par rapport à ces choses? Nous le savons déjà ; elle n'est plus avertie de leur présence par leur action sur les sens ; aussi, toutes lui sont-elles à peu près indifférentes, et n'est-elle pas plus affectée par celles qui l'environnent que par d'autres plus éloignées.

De cet état de l'âme à l'égard des objets du dehors, il s'ensuit qu'également isolée de tous, elle peut également communiquer avec tous; il suffit qu'ils lui soient nettement indiqués. Donnez-lui un signe, des indices, ne fût-ce que votre pensée, à l'instant elle dirigera son fluide sur l'objet que vous lui désignez, et cet objet lui deviendra présent.

II. Plusieurs personnes sont auprès d'un somnambule. Elles sont arrivées pendant qu'il était magnétisée. Le somnambule ne les voit pas d'abord, à moins qu'on ne l'ait prévenu, ou que lui-même ait réfléchi volontairement, pour connaître ce qui se passait autour de lui; ses yeux ne lui apprennent rien. L'une d'elles s'approche et lui prend la main; le somnambule ne voit rien tout d'abord; mais instantanément, par suite du contact, son fluide rencontre le fluide de la personne qui le touche; il éprouve une petite secousse, comme s'il était légèrement électrisé : c'est le signal de la communication. Il voit alors la personne, mais seule et isolée. Les autres ne lui sont pas encore visibles, lors même qu'elles seraient tout à côté de lui et devant ses yeux. Maintenant, que l'une de celles-ci prenne, à son tour, la main de la personne en rapport avec le somnambule; il les verra toutes les deux d'une seule et même vue. Si vous prolongez la chaîne, vous augmenterez aussi le cercle de ses communications, qui pourraient s'étendre indéfiniment, jusqu'au bout du monde.

Revenons au premier anneau de cette chaîne, c'est-à-dire à la personne le plus immédiatement en rapport avec le somnambule. C'est assez d'avoir indiqué la marche progressive du fluide, et par là même, des communications de l'âme avec le monde extérieur. Le somnambule, malgré ce frisson nerveux que nous avons remarqué, n'est pas affecté comme nous le serions, en prenant la main d'une personne. Le contact a lieu sans la sensation particulière qui est due au *toucher;* et ce qui le prouve, c'est qu'il faut quelque temps pour que ce contact avertisse, tandis qu'à notre égard, il avertit immédiatement. Mais une fois que le rapport est établi, tout se présente à l'esprit du somnambule, le moral et le physique. Ne parlons ici que du physique; on verra de quelle manière le moral lui est révélé, quand nous traiterons de la vue des pensées. — Le physique lui apparaît donc, mais à quelle condition? A la condition d'être éclairé par son fluide, dont il enveloppe sur le champ tout le corps de la personne qui communique avec lui, comme nous embrassons par les yeux un objet placé devant nous. C'est par le fluide qu'il rend ce corps lumineux ; il le voit, mais d'un ensemble qui ne comprend d'abord rien de particulier. La vue en détail commence ; le fluide obéit à sa pensée. Qu'il porte sa pensée sur telle ou telle partie du corps, à l'instant cette partie s'illumine et les autres semblent rentrer dans l'ombre. Qu'il la dirige ailleurs, l'objet auquel il pense s'éclaire à son tour, et le reste disparaît, pour se manifester encore, quand la pensée reviendra. C'est ainsi qu'il promène son fluide, comme un flambeau, dans toutes les parties du corps, extrêmes et internes ; c'est ainsi qu'il se les rend visibles successivement, à mesure qu'il y pense ; c'est ainsi qu'il pénètre et découvre ce qui demeure caché à nos sens.

III. Remarquons avec soin ce premier essai des facultés magnétiques ; car, bien qu'on ait supposé l'objet présent, les choses se passeront de même lorsqu'il s'agira d'objets éloignés. Ce qu'il y a de plus frappant, c'est l'empire absolu de l'âme sur le fluide, qui ne sort jamais des limites que lui impose sa pensée. L'âme veut-elle connaître, dans le corps humain, telle ou telle partie, le cerveau, le cou, le bras, etc...? Le fluide aussitôt entre en exercice, et, sans s'égarer à droite ou à gauche, s'applique à l'objet désigné, à l'exclusion de tous les autres. Aussi, cet objet seulement se manifeste à l'âme, qui, tant qu'elle sera capable de fixer sa pensée sur lui, demeurera comme inaccessible aux distractions.

L'âme, qui voit ainsi les objets du dehors par le fluide, voit-elle cet agent? La réponse ne peut être douteuse. Elle le voit, comme nous voyons la lumière qui éclaire le monde physique. C'est même ce qu'elle saisit de plus immédiat en elle et dans les personnes avec lesquelles elle est en rapport; et c'est pour cela qu'une somnambule disait de ceux qui circulaient autour d'elle : *Voilà un fluide lumineux qui passe.*

Tout ce que j'ai dit sur la manière de voir un objet présent peut s'appliquer à la vue des choses éloignées. Une fois le rapport établi, l'âme les verra et les pénétrera, comme elle voit et pénètre celles qui nous environnent. La distance ne sera point un obstacle ; car l'âme a le privilége de se rendre présente partout où le fluide peut s'étendre, et la mesure de ses communications avec la terre est celle du développement possible de cet agent.

IV. Mais comment s'établira préalablement le rapport, non pas avec le monde extérieur en général, pour cela tout indice serait inutile, mais avec tel ou tel objet déterminé, avec une personne absente, je suppose, et plus ou moins éloignée de nous.

Laissons parler sur ce sujet notre guide ordinaire; nous sommes à même de comprendre ses explications maintenant :

« Notre fluide, dit-elle, se répand sur tout ce qui

nous entoure, et particulièrement sur ce que nous touchons, sur ce que nous portons avec nous. C'est ce fluide, déposé sur les objets extérieurs, qui va me diriger pour trouver la personne à laquelle ils appartiennent. Je suis magnétisée ; on me met entre les mains une mèche de cheveux fraîchement coupés, ou une lettre nouvellement écrite. Je m'empare du fluide répandu sur ces cheveux ou sur cette lettre, et, tout d'abord, j'entrevois, mais confusément, la personne qui l'a déposé sur ces objets. Le fluide est comme un signe qui me la retrace à l'esprit, mais d'une manière obscure et vague d'abord. Sur cela, je dirige mon fluide tout droit où elle est. Jamais je ne trouve d'obstacle : ni fleuves, ni montagnes ne m'arrêtent. Arrivée à la personne, je l'enveloppe de mon fluide, et, malgré la distance qui nous sépare, elle me devient aussi présente que si je la voyais de mes yeux, que si je la touchais de mes mains. Ainsi, par le simple contact des cheveux et de la lettre, je vois déjà un peu la personne, et je vais directement à elle par le fluide. Je ne suis aucune route.

» Le cerveau est le point de départ du fluide ; c'est là qu'il se concentre pour avoir plus de force, et c'est de là que je le dirige, sans passer par le canal des sens, du côté que l'on m'indique. Du cerveau à l'objet, quelque éloigné qu'il soit, règne comme un écoulement continuel de fluide, que je ne puis mieux représenter qu'en le comparant à un courant électrique. La communication ne dure qu'à ce prix ; elle cesserait sur-le-champ, si je n'envoyais sans relâche du fluide pour l'entretenir, et, plus l'objet est distant, plus aussi la dépense est grande. Ce qu'il faut éviter avec le plus grand soin, c'est que la communication ne soit jamais brusquement interrompue ; je ne dis rien des malheurs qui pourraient en résulter pour la personne magnétisée. On ne saurait peut-être ni les apprécier, ni même les concevoir.

» Quelquefois la pensée seule suffit pour me faire voir les choses les plus éloignées. On veut me montrer une personne absente ; je n'ai pas d'indices pour la trouver, mais il y a près de moi quelqu'un qui la connaît et qui sait où elle est. Sa pensée peut me suffire ; je la suivrai partout où elle se transportera ; je traverserai avec elle les pays qu'il faut traverser ; je m'arrêterai où elle s'arrêtera ; et, enfin, quand elle se fixera définitivement sur la personne, je verrai celle-ci, non pas seulement telle qu'on me la représente, mais telle qu'elle est actuellement, avec autant de clarté, mais avec moins de fixité que si j'avais été conduite par un objet lui appartenant. Cette manière de voir exige une condition plus rare qu'on ne pense, c'est que je sois bien dirigée ; c'est que la pensée se dessine nettement dans l'esprit de celui qui me guide ; c'est qu'elle y persiste, sans être traversée par d'autres, comme cela arrive souvent, sous peine de ne montrer la personne qu'à demi, et de me jeter ensuite dans une foule d'embarras, lorsqu'il s'agira de revenir, surtout si la personne à voir se trouve fort éloignée.

» Lorsqu'on me fait ainsi parcourir successivement plusieurs pays, c'est pour moi une véritable fantasmagorie, à cela près que, si j'en ai le temps, je puis comparer l'image qu'on me donne avec la réalité, et corriger la pensée de celui qui me guide, lorsqu'elle n'est pas ou n'est plus conforme aux objets avec lesquels je communique réellement, et non pas seulement par l'imagination. Mais le moyen le plus sûr, le plus facile, est d'avoir quelque chose appartenant à la personne, ou venant du lieu qu'il s'agit de visiter. Si je connaissais préalablement les lieux et les personnes, l'objet conducteur ne me serait pas inutile ; mais je pourrais à la rigueur m'en passer, et me diriger moi-même sans aucun indice.

» Je fais ici une observation, dont quelques somnambules peut-être me sauront gré, c'est que souvent on leur donne, pour les conduire, des cheveux qui ont passé par plusieurs mains, et alors qu'arrive-t-il ? Il arrive que tous ceux qui les ont touchés, y ayant laissé plus ou moins de leur fluide, se présentent en même temps à l'esprit de la somnambule. La précaution ne coûte pas beaucoup ; et quel travail immense elle évite, pour éliminer toutes les personnes à qui les cheveux n'appartiennent point, et pour dégager du groupe celle qui seule réclame notre attention. Comme ce travail s'accomplit avec une incroyable rapidité, on ne s'en doute pas. Trop souvent l'intelligence des somnambules se consume en prodiges obscurs et ignorés, dont ils ne disent rien, parce qu'ils ne seraient pas compris ; tandis que le froid spectateur est là tranquillement assis, croyant qu'ils n'ont qu'à ouvrir la bouche pour dire la vérité, et que tout cela ne leur coûte pas plus qu'il ne lui en coûte, à lui, de promener ses regards sur les meubles d'un salon ou la garniture d'une cheminée. »

V. Cette vue des objets extérieurs, telle qu'on vient de la décrire, on pourrait la confirmer par mille expériences non moins curieuses que parfaitement attestées. Mais, depuis longtemps, ces expériences sont vulgaires; elles remplissent des volumes. Où ne trouve-t-on pas des somnambules qui décrivent à distance des contrées qu'elles n'ont jamais visitées, des maisons qu'elles n'ont jamais vues, se promenant de la cave au grenier, sans oublier une seule fenêtre? Il y en a qui se condamnent à lire, les yeux entourés d'un triple et quadruple bandeau. Ce n'est qu'à ce prix qu'elles obtiennent la confiance de ceux qui les consultent.

Une chose curieuse, que je n'ai pas sans doute remarquée seul, c'est que souvent, au milieu des excursions lointaines d'un somnambule, les impressions de temps et de climat se réfléchissent sur son corps d'une manière sensible. Ainsi, non-seulement il dira : *Ce pays est glacé, les contrées que je traverse sont brûlées par le soleil*, mais encore, tous ses membres paraîtront frissonner de froid ou fléchir sous le poids d'une chaleur accablante.

Quelquefois, les impressions les plus contraires se succèdent en très peu de temps, surtout lorsque les pays, parcourus par le fluide, sont assez éloignés, et d'une température fréquemment variable. Mais elles sont purement organiques, et n'affectent que le corps. L'âme y reste insensible, et tous les phénomènes dont elle est le théâtre peuvent s'exprimer en un mot : Elle voit. Ces impressions, beaucoup plus faibles, comme on le présume, que si le corps se trouvait réellement en face des objets qui les excitent, retentissent d'abord au cerveau, lorsque le fluide du voyageur communique avec eux ; puis elles se manifestent dans le reste des organes.

Ma somnambule n'a pas manqué de faire observer aussi que, plus l'objet visité se trouve distant, plus il faut de fluide pour établir et pour faire durer la communication. Mais, plus il y a du fluide dépensé au dehors, moins aussi l'action de l'âme sur les organes doit se faire sentir : de sorte que, pour les somnambules qui voudraient sans cesse s'éloigner et franchir de trop grandes distances, il arriverait un moment où ils ne pourraient même plus remuer les lèvres pour dire ce qu'ils voient.

Elle va nous prouver elle-même, par un exemple qui lui est propre, l'imprudence de ces voyages qu'un somnambule entreprend quelquefois, sans consulter assez les forces du fluide magnétique.

Un jour, après l'avoir endormie, je fus obligé, pour une affaire imprévue, de la laisser seule quelques instants. C'était la première fois que je l'abandonnais ainsi à elle-même, et j'étais loin de prévoir l'usage qu'elle devait faire de ce moment de liberté. Quelle ne fut pas ma surprise, ou plutôt ma frayeur, lorsque je revins ! Elle était étendue sur son fauteuil, sans mouvement et sans apparence de vie. Pulsations insensibles, teint livide et jaunâtre, lèvres et gencives décolorées, absence ou, du moins, nul signe de respiration, membres encore flexibles, mais commençant à se roidir, extrémités glacées et comme déjà saisies par le froid de la mort : tout cela, rapidement constaté, me fit croire, un instant, qu'il ne me restait plus qu'un cadavre entre les mains.

Cependant, par un acte de volonté suprême, j'essayai de retenir ou plutôt de rappeler la vie dans ce corps, d'où elle paraissait s'être échappée. Quelques minutes après, le visage sembla se colorer un peu; la respiration reprit, et les pulsations du cœur se firent sentir. Enfin, revenant tout à fait de ce long et affreux évanouissement : « Me voilà, dit-elle, me voilà, rassurez-vous. Quel charmant voyage je viens de faire! » J'étais déjà rassuré avant ces paroles. — Toutefois, je me promis bien de ne plus m'exposer désormais à semblable aventure.

Qu'avait-elle donc fait pour provoquer un état dont les suites auraient pu devenir si déplorables, dans le cas où mon absence se fût prolongée?

Le voici; laissons-la parler elle-même : « J'avais lu, me dit-elle, des choses fort curieuses sur Saturne, dans un livre (1) où l'on prétendait que les planètes sont habitées. Me trouvant tout à l'heure seule et magnétisée, ce que j'avais lu s'est présenté à mon esprit, et j'ai voulu savoir si cela avait quelque fondement. Là-dessus, je me suis élancée à la recherche de Saturne; j'ai quitté cette terre, et, me jouant des espaces immenses qui se trouvaient devant moi, je me suis élevée si haut, si haut, que vous ne sauriez en avoir une idée. A mesure que je montais, je me disais :

(1) Ce livre était, si je m'en souviens bien, le *Magasin pittoresque*, où se trouvait un article sur le fameux Swedenborg, illuminé suédois, avec un aperçu de ses visions.

Tout va se détraquer un peu dans la machine du corps ; si l'on vient, on croira peut-être que je suis morte. Mais je ne serai pas longtemps absente ; encore un effort, et je suis dans Saturne. — Ne me croyez pas, si vous voulez : mais, enfin, je suis allée dans Saturne. J'en viens ; et j'y serais encore, si vous ne m'aviez rappelée. »

Je passe sous silence toutes les merveilles qu'elle me raconta sur cette planète et ses habitants : son récit, fût-il rigoureusement exact, ne saurait trouver place ici. Reprenons au moment où elle repart de Saturne :

« Je ne pouvais me lasser d'admirer ce beau séjour, la lumière qui l'environne et l'éclat dont brillent les êtres que Dieu y a placés. Mais, au milieu de cette contemplation, j'ai éprouvé comme des secousses, dont je n'ai pas d'abord conçu la raison. Ces secousses m'arrivaient par l'intermédiaire du fluide qui communiquait avec mon corps ; elles étaient l'effet de votre volonté. Comme elles continuaient, je me suis dit : On m'appelle là-bas ; il faut partir. Quel dommage ! une si belle contrée ! une si belle société ! sans compter ce que je n'avais pu voir encore. Me voilà, de nouveau, lancée à travers les espaces..... Vous savez tout le reste. Avez-vous remarqué comme la vie revenait peu à peu dans mes membres, comme la circulation se remettait, et les frissons que j'éprouvais de temps à autre pendant mon retour ? C'est parce que je m'approchais de la terre ; c'est aussi par suite des divers changements de température dans les régions que je traversais. J'aurais pu rester encore un quart d'heure, et même une demi-heure, sans aucun danger sérieux. Ne craignez rien; je sais prendre mes mesures. »

Elle convient pourtant, aujourd'hui, avec moi, du danger qu'il y avait à se livrer ainsi aux mouvements de sa curiosité, et des inconvénients, non moins graves qu'imprévus, que peut amener la facilité avec laquelle les somnambules prodiguent le fluide qui nous fait vivre.

VI. Un mot encore sur la vue des choses extérieures chez les sujets lucides. Choisissons un objet qui ne dépasse pas la portée de nos sens, ou du moins de tous nos sens; et comparons, sur cet objet, l'exercice de la perception sensible avec celui de la lucidité.

« Supposons, dit ma somnambule, que n'étant pas magnétisée, je me trouve sur une petite colline qui domine une vaste plaine, où mon œil peut librement s'étendre. Dans le lointain, m'apparaît une tour ronde ou carrée, peu importe. Ce que je remarque d'abord, c'est que je ne vois pas cette tour, actuellement, dans ses dimensions réelles. Voici pourquoi. C'est uniquement par la vue que la tour se manifeste à moi ; or, l'image qu'elle produit sur ma rétine est d'autant plus petite que j'en suis plus éloignée, conformément aux lois de la perspective. Je m'approche ; l'image grandit, et, avec elle, la tour grandit dans mon esprit. Enfin, je touche, et alors seulement je reconnais ses véritables proportions. Revenons à la place que j'occupais en premier lieu. On me magnétise; puis on m'indique la tour; je dirige mon fluide vers elle, et aussitôt, sans changer de place, sans inductions, sans instruments scientifiques, je la vois telle qu'elle est. Comment cela? C'est que je la saisis, en ce moment, non plus seulement par le fluide des yeux, mais encore par le fluide du toucher, par le fluide de tous mes sens; c'est que le fluide magnétique résumant, à lui seul, toutes les fonctions des sens, je vois la tour, non-seulement de la vue des yeux, mais encore je la touche, je la flaire, je l'entends, si je puis ainsi parler; c'est que là où s'applique mon fluide, là s'applique nécessairement l'action combinée de tous mes moyens de connaître répartis entre mes différents sens: de même que, pour me servir d'une comparaison employée déjà, là où passe la lumière blanche, là passent aussi, avec elle, les sept rayons non encore décomposés par le prisme.

» Ce fluide, dont je dispose pour connaître les objets extérieurs, n'exigeant plus aucune impression préliminaire pour entrer en exercice, je le porte, par la pensée, là où je veux; et je porte, avec lui, tous mes sens, impliqués dans le seul fait de la communication du fluide magnétique avec les objets extérieurs. Par là même, je le dirige là où mes sens ne sauraient atteindre; car, il ne dépend plus des impressions organiques, mais de ma volonté seule. On conçoit donc facilement qu'il puisse m'apprendre une foule de choses que mes sens ne soupçonnaient pas. Ainsi, pour en revenir à la tour, non-seulement je la vois telle que les yeux et le toucher réunis me la représenteraient; mais encore, je la pénètre, j'illumine ses profondeurs les plus cachées; elle m'est aussi claire, aussi transparente que le cristal.

» Éloignez, maintenant, cette tour autant que vous voudrez ; qu'elle ne puisse plus frapper aucun de mes sens; affaiblirez-vous la clarté, la certitude de ma perception? Non, sans doute; pourvu, toutefois, qu'elle demeure dans les limites du fluide, et qu'elle me soit suffisamment indiquée. Mettez à sa place une personne, une ville, un objet quelconque ; supposez tout cela aux antipodes; la vue sera la même, si la communication par le fluide peut s'établir.

» En un mot, le fluide magnétique fournit, à lui seul, toutes les notions départies aux cinq sens, et ce, d'autant mieux qu'il est, en quelque sorte, renforcé par l'addition d'un fluide étranger, et qu'il s'applique, suivant la volonté du magnétisé, là où les sens ne sauraient atteindre. »

CHAPITRE IV.

LUCIDITÉ S'EXERÇANT SUR LES PENSÉES.

1. Lire dans les cœurs ; connaître les sentiments d'une personne mieux qu'elle ne les connaît elle-même ; mettre, pour ainsi dire, à nu son âme, son caractère, ses dispositions les plus intimes : voilà ce qui étonne, ce qui révolte même certains esprits. Ce privilége, dit-on, n'appartient qu'à Dieu ; Dieu seul, suivant le langage de l'Écriture, *sonde les cœurs et les reins*. Nul doute que la faculté de pénétrer les

mystérieux replis de la conscience humaine ne soit un des attributs de Dieu. Mais cet attribut, ne peut-il le communiquer, dans un certain degré, à ses créatures? N'est-il pas communiqué, de fait, à l'homme? Consultons l'expérience ; il nous arrive, tous les jours, de manifester, malgré nous, les sentiments qui nous animent. De notre côté, nous pénétrons, nous devinons, à tout moment, ceux des personnes qui nous entourent. Mille signes involontaires trahissent les dispositions du cœur et les pensées de l'esprit. Il y a, dans chacun de nous, une faculté plus ou moins grande d'intuition, qui s'exerce souvent sur les données les plus simples, et, à première vue, les plus indifférentes.

Dans l'état magnétique, la faculté de voir les pensées se montre sous un jour plus frappant ; car, les conditions alors ne sont plus les mêmes. Qu'un somnambule, en présence de personnes qui lui parlent une langue étrangère, comprenne assez bien ce qu'on lui dit, sans avoir besoin d'interprète, bon nombre de gens trouvent là quelque chose de mystérieux. Et pourtant, l'explication du fait est très simple, quand on l'examine sous son vraï point de vue. En effet, qu'est-ce qu'une langue parlée? C'est un ensemble de sons qui nous arrivent par l'ouïe. Mais, dans l'état magnétique, le sens de l'ouïe n'existe plus ; et dire d'un somnambule qu'il entend une langue étrangère, c'est avancer une erreur, un contre-sens. Le mot articulé et sonore ne peut lui donner l'idée, *puisqu'il ne l'entend pas;* sous ce rapport, toutes les langues lui sont indifférentes. Il se sert du mot, non pour entendre, mais pour se faire entendre ; et sa langue, à lui, n'est jamais une langue nouvelle, mais une langue apprise, connue, parlée préalablement. Entre deux somnambules réellement lucides, tout langage de mots deviendrait inutile ; c'est un intermédiaire, dont dont ils pourraient fort bien se passer, en se communiquant leurs pensées. Il y aurait même à ce sujet une curieuse expérience à tenter : ce serait de mettre en rapport deux somnambules qui se trouveraient éloignés, par exemple, l'un à Londres et l'autre à Paris.

II. Les réflexions qu'on vient de lire sur l'intelligence des langues inconnues sont fondées sur un grand nombre de faits ; je citerai seulement celui qui en a été le point de départ.

Madame D..., — Espagnole connaissant assez bien notre langue pour la comprendre, mais non pour la parler, — consultait ma somnambule par l'intermédiaire d'un médecin. La conversation durait déjà depuis quelque temps, lorsque celle-ci, fatiguée sans doute des longueurs d'un tel mode d'entretien, par un mouvement qui ne fut pas remarqué, toucha de la main la robe de madame D... ; puis, se tournant vers elle, se mit à répondre directement à ses questions, sans avoir besoin de son interprète. Madame D... n'en fut pas étonnée, non plus que celui-ci ; elle crut peut-être que la somnambule se trouvait dans le même cas, par rapport à l'espagnol, qu'elle même par rapport au français, et l'entretien continua, sans grandes difficultés, chacune des interlocutrices parlant sa langue. Pas de réflexion sur une connaissance si promptement acquise de l'espagnol. Personne n'y soupçonnait du mystère, excepté moi, qui savais fort bien que ma somnambule ignorait cette langue. Aussi, lorsque madame D... et le médecin qui l'accompagnait furent sortis, elle me dit : « Voilà des gens qui s'en vont croyant que je sais l'espagnol, et je n'en sais pas un mot. En retour, vous ne sauriez croire combien je suis fatiguée ; n'étant pas accoutumée aux mouvements du fluide, dans le cerveau d'une étrangère parlant sa langue, j'avais besoin d'une double et triple attention. »

Toutefois, les explications qui me furent alors données ne me parurent pas claires ; ce n'est que plus tard qu'ayant entrepris, de concert avec elle, une étude plus sérieuse de l'état magnétique, elle me fit observer qu'une langue parlée n'est autre chose qu'un ensemble de sons qui nous arrivent par l'ouïe, et qu'on ne peut dire du sujet lucide, chez lequel ce sens n'existe plus, qu'il comprend une langue dont il n'entend pas les mots.

Tout le merveilleux consisterait à la parler ; mais voilà ce que je n'ai jamais vu. On pourrait peut-être, à la rigueur, faire dire à un somnambule quelques mots d'une langue étrangère, en provoquant chez lui les mouvements nécessaires à la production de tel ou tel son. Mais, alors, ce serait moins lui qui parlerait que le magnétiseur ; et ce phénomène n'aurait rien de plus merveilleux que tous les autres mouvements que celui-ci peut imprimer aux organes du sujet soumis à son influence.

III. Mais, comment saisir la pensée sans les mots ou les sons, c'est-à-dire sans les signes ordinaires qui la représentent? Cette question, je l'ai posée souvent à ma somnambule. Elle me répondit un jour : « Comment connaissez-vous ma pensée, à moi? — Je la connais, lui dis-je, parce que vous la manifestez, parce que vous la revêtez de signes capables de frapper mes sens. — Mais, ces signes, reprit-elle, il faut les produire et par quel moyen? — Ah! c'est là que je m'arrête, ne croyant guère qu'il soit possible d'aller plus loin ; tout ce qu'on peut dire, c'est que ces signes sont dus à l'action de l'âme sur le corps. — Mais, précisément, c'est là que je voulais en venir. Si, comme vous le dites, de tels signes sont dus à l'action de l'âme sur le corps, et que, d'un autre côté, l'âme ne puisse agir sur le corps que par le fluide, ne doit-il pas y avoir, dans ce dernier, une première manifestation de la pensée? Eh bien! c'est là que tout somnambule lucide la voit; c'est là seulement qu'il peut la voir. Car, n'oublions pas que les moyens ordinaires de connaître la pensée, je veux dire le son, l'expression du visage, le geste, lui sont interdits. Le son se révèle à nous par l'ouïe ; l'expression du visage par les yeux. Or, vous savez que l'action magnétique a suspendu les fonctions particulières des sens. Le fluide est donc le seul moyen qui reste au somnambule, le signe unique capable de lui représenter la pensée. Dans l'état naturel, c'est aussi par le fluide qu'on pénètre la pensée; car, c'est à lui qu'est due la sensation spéciale qui nous la fait connaître. Mais alors le rôle du fluide est peu remarqué, tandis que, dans l'état magnétique, il se détache mieux, il est plus saillant. Je n'ignore pas que le somnambule, bien qu'il ne voie pas, bien qu'il n'entende pas, connaît très certainement quand il y a son ou expression significative, de la part de ceux qui sont en rapport avec lui. Ces phénomènes, il les saisit moins en eux-mêmes que dans leur cause, qui est le fluide. Et, comme son fluide, à lui, se met directement en rapport avec celui des personnes qui le consultent, avec ce fluide chargé, pour ainsi dire, de leurs sentiments et s'échappant par tous les sens, il voit leurs pensées dans cette première et immédiate manifestation. Cependant, et ceci n'infirme en rien les assertions précédentes, le somnambule saisit mieux la pensée, lorsqu'on y ajoute l'expression extérieure, le son : non pas, je le répète, qu'il en soit sensiblement affecté ; mais, parce que, devant manifester telle ou telle idée, on se la traduit à soi-même avec plus de rigueur et de précision. Or, vous savez que plus elle est claire, distincte, nettement formulée dans notre esprit, plus aussi le sujet lucide la saisit avec promptitude et sûreté...

» En un mot, je vois, en ce moment, la pensée dans les diverses agitations du fluide au cerveau, comme le sourd la devine au mouvement des lèvres de ceux qui lui parlent et qu'il n'entend pas. Il est assez difficile, même dans l'état magnétique, de bien démêler comment s'opère cette intuition des pensées. On voit, on sait, on connaît, sans pouvoir dire précisément de quelle manière. Ce n'est que par la réflexion qu'on arrive à éliminer tous les moyens qui ne servent alors de rien, pour n'en laisser subsister qu'un seul, qui est le fluide ; véritable miroir de l'âme, où la pensée se manifeste, pour ainsi dire, en masse, avant de se traduire isolément par les divers mouvements du corps. »

IV. Malgré ces explications, on fera difficilement croire au grand nombre que les somnambules n'entendent pas comme tout le monde, une fois que le rapport avec eux est établi. Moi-même, j'ai cru longtemps qu'ils percevaient les sons. En effet, ma somnambule, lorsque je lui lisais quelque chose, me disait souvent : « Articulez mieux et parlez plus haut ; je n'entends pas. » Elle finit par ajouter : « Parlez encore plus bas, si cela vous plaît ; mais que votre attention ne baisse pas en même temps que votre voix. Comment voulez-vous que je vous suive ? Vous ne vous suivez pas vous-même, et, en lisant une chose, vous pensez à une autre. » Je me mis aussitôt à lui lire d'une voix encore plus faible ; mais en y donnant toute mon attention. Elle me comprenait, mais avec peine, la pensée n'étant jamais plus claire dans notre esprit que lorsque nous l'exprimons par le langage.

On voit que, même chez le sujet lucide, la pensée, pour être comprise, a besoin de se manifester, de se traduire sous une forme quelconque. Là encore un signe est nécessaire ; là encore l'âme ne peut se dévoiler tout entière, et se manifester immédiatement à nous. Cette réflexion seule écarte bien loin toute comparaison sacrilége qu'on voudrait établir entre l'intelligence humaine, qui ne saisit jamais les choses que morcelées et par fragments, et l'intelligence divine qui embrasse tout d'un seul et unique regard, immense comme l'univers.

V. La vue des pensées est incomparablement plus nette, plus sûre dans l'état lucide que dans l'état ordinaire.

« Quand je suis entrée dans un cerveau, disait ma somnambule, et il y a des cerveaux d'un abord plus ou moins facile, je fouille, je creuse tout ce qui s'y trouve. Je l'enveloppe de mon fluide comme une forteresse à prendre ; je l'assiége par toutes ses avenues. Tout ce qui en sort tombe immédiatement entre mes mains ; tout ce qui s'y manifeste, je le prends au vol. C'est en vain qu'on se fait violence et qu'on refoule ses pensées au fond du cœur ; elles s'échappent, elles s'ouvrent mille chemins. Souvent, il est vrai, elles se dérobent quelque temps à mes regards ; mais si j'insiste, elles finissent par se montrer, comme celles qu'on manifeste avec confiance et spontanéité.

» J'ai dit, en parlant de la vue du monde physique, que c'était pour moi une véritable fantasmagorie de voyager au loin, sans autre guide que la pensée du magnétiseur ou de tout autre capable de me diriger. Mais la fantasmagorie est bien plus intéressante quand elle a pour objet, non des contrées lointaines, mais des personnes connues ou inconnues, surtout celles qui s'élèvent au-dessus de la foule par l'intelligence et les sentiments. Je les vois, tour à tour, à mesure que celui qui me dirige les évoque par la pensée. Elles m'apparaissent, avec leurs idées et leurs passions, comme sur une scène extrêmement mobile.

— Rien n'est plus curieux, mais aussi rien n'est plus difficile à décrire que ce contre-coup incessant de pensées et d'images, que l'on reçoit de celui avec qui l'on est en rapport. Que de choses dans un cerveau fécond, actif, doué d'une forte imagination ! Quel étrange pêle-mêle, quelle succession non interrompue d'idées qui se combattent, de sentiments qui sont en lutte, de projets qui se détruisent ! Il n'est pas de théâtre où se jouent des drames plus variés, plus compliqués, et parfois plus terribles : tout cela, s'agitant et se déroulant dans la tête de mon guide, retentit dans la mienne comme un bruit doublé par l'écho. — Les somnambules se mettent facilement au niveau de toutes les intelligences pour les idées; mais elles conservent plus longtemps leur infériorité naturelle sous le rapport de l'expression; leur langage est souvent défectueux. — J'aime alors plus qu'en mon état de veille, parce que je les distingue mieux, les belles âmes, les nobles caractères, les esprits élevés. Les notions du bien et du mal, du faux et du vrai, se présentent à moi sous un jour si frappant, que, pour m'éviter le spectacle du vice ou du mensonge, j'ai coutume de jeter un voile sur toutes les misères morales que je rencontre, de manière à ne voir que ce qui me plaît. »

Cette intuition des pensées peut donner lieu à des réponses très piquantes de la part des sujets lucides : « Que dites-vous de ce grand personnage que j'ai présent à la mémoire? demandait à ma somnambule M. T..., dont l'esprit se fixait en même temps sur l'un de nos plus célèbres astronomes. — Pour celui-là, répondit-elle, il était sans cesse dans les airs. Il cherchait des planètes et s'élevait bien haut dans le ciel ; mais son orgueil, je crois, montait encore plus haut que sa pensée. »

VI. Le fait suivant renferme tous les genres de lucidité ; mais je le cite surtout comme exemple de pénétration d'idées, la vue du physique ne venant qu'après et à son occasion :

Mademoiselle Marie (c'est le nom de ma somnambule) se trouvait en soirée chez madame B***. On m'avait prié de l'endormir, pour jouer aux cartes avec elle en son état lucide, et lui faire diverses questions de pure curiosité (1). Tout le monde cherchait à l'embarrasser, à la tricher au jeu ; on riait, on s'amusait. Au milieu de cette hilarité générale, arrive un monsieur C..., à moi inconnu, qui me demande si mademoiselle Marie ne pourrait pas lui dire quelque chose sur un de ses amis. Je lui réponds : « Allez et essayez. » M. C... vient aussitôt s'asseoir à côté d'elle, lui prend la main et la regarde fixement, sans proférer une seule parole. La figure de la somnambule, jusqu'alors si gaie, si épanouie, devient tout à coup sérieuse ; ses traits se contractent ; elle prend un air sombre, et, d'une voix aussi forte que pleine d'émotion : « Monsieur Garcin, s'écrie-t-elle, venez ici. Il s'agit d'une chose grave... très grave..., la mort... » Ces paroles répandent une sorte de terreur

(1) Aujourd'hui, mieux instruit sur le but du magnétisme, je ne me prêterais plus à semblable fantaisie.

subite dans le salon ; les tables de jeu sont désertées ; on se groupe autour de la somnambule ; on attend avec impatience, avec crainte, ce qu'elle va dire. M. C... n'avait pas encore ouvert la bouche. « Oui, reprit-elle, la mort... Quel malheur ! si jeune encore, et après avoir tant travaillé ! C'est un médecin qui doit mourir... C'est fini, il ne guérira pas... impossible qu'il vive ; ses intestins sont brûlés. » Puis, après avoir donné une description très détaillée et très vive de la maladie, elle conclut ainsi : « Il ne passera pas trois jours, entendez-vous ? »

En disant cela, elle avait des crises violentes. Toute la société était émue ; M. C... fondait en larmes ; il n'avait pas dit un mot. Rompant enfin le silence, il pria ma somnambule de lui indiquer un remède pour ce malade qu'elle avait si bien vu dans sa pensée. « Un remède, reprit-elle, il n'y en a plus. Qu'il prenne, s'il veut, un demi-bain moitié guimauve et moitié lait ; puis, du sirop de cerise pour boisson. »

M. C... se rend, sur ces avis, auprès du malade, docteur récemment agrégé à l'École de médecine de Paris. Celui-ci lui demande précisément du sirop de cerise pour boisson, sans savoir que c'était là ce qui lui avait été conseillé par une somnambule. M. C..., qui ne croyait encore que faiblement au magnétisme lucide, commence par y croire tout à fait. Le lendemain, lui, le beau-père et le beau-frère du malade, viennent me conjurer de magnétiser de nouveau mademoiselle Marie. Celle-ci est aussitôt mandée chez moi. Je l'endors en présence de plusieurs personnes, qui toutes avaient les larmes aux yeux. « Je vois tout comme hier, dit-elle; je ne trouve pas de remède. » Puis, comme on la pressait : « Essayons toutefois; peut-être que si j'étais plus près du malade, je verrais mieux les organes affectés. » Alors, comme un éclair, elle se lève et s'apprête à partir; c'est à peine si je puis l'arrêter, en usant de toute ma force magnétique. Nous montons en voiture, et nous sommes conduits dans une chambre voisine de celle qu'occupe le malade : « J'ai beau chercher, dit-elle, je ne trouve rien. Ses intestins sont horriblement enflammés. Je ne me suis pas trompée; il mourra avant trois jours. »

L'événement ne justifia que trop cette triste prévision. Le malade, jeune savant de grande espérance, mourut au temps fixé, et l'autopsie prouva que l'état des organes était bien tel qu'il avait été décrit par ma somnambule.

VII. Si telle est, pour les sujets lucides, la faculté de voir les pensées, d'où vient qu'elle porte si souvent à faux, lorsqu'elle est mise directement à l'épreuve? On pourrait en donner plusieurs raisons. Outre qu'il est assez difficile à un grand nombre d'avoir la pensée claire et nette, et de la fixer sur un objet unique, comme il est nécessaire pour qu'on la saisisse immédiatement, il peut y avoir des antipathies de fluide telles, que le rapport ne pourra s'établir, ou ne provoquera que des réponses vagues et même erronées de la part de somnambules, d'ailleurs, très lucides. Car, pour eux, communiquer avec quelqu'un, c'est, jusqu'à un certain point, le magnétiser. Or, de même qu'entre telle ou telle personne, le rapport, d'où résultera pour l'une d'elles l'état magnétique, ne peut avoir lieu ; de même, l'intuition des pensées trouve parfois, dans l'incompatibilité des fluides, un obstacle plus ou moins insurmontable. C'est peut-être ce qui rend si peu concluantes, pour plusieurs, les expériences magnétiques. Il y en a qui, prenant la main d'un somnambule, et lui faisant cette question : *Pourriez-vous me dire à quoi je pense?* en reçoivent une réponse tout opposée ou, pour le moins, fort étrangère à ce qu'ils assurent avoir pensé. D'autres, au contraire, obtiennent des réponses d'une précision mathématique, même à des questions non exprimées oralement.

D'où vient une si grande différence de résultats, en supposant que, de part et d'autre, il y ait la même bonne foi? Faut-il l'attribuer à ce vague continuel de pensées d'où plusieurs personnes ne peuvent sortir, et qui trompe la clairvoyance des somnambules, en leur présentant une foule d'objets à la fois également indécis? Ou bien le sujet ne peut-il, à raison de l'antipathie des fluides, *magnétiser* assez la personne qui lui prend la main, pour se mettre complétement en rapport avec elle? L'une et l'autre hypothèse est admissible, et l'on ne peut raisonnablement en faire que ces deux-là, en présence des nombreux phénomènes qui attestent l'intuition des pensées.

Cette faculté, d'ailleurs, si elle a ses avantages, n'est pas, aussi, dépourvue d'inconvénients. Il peut arriver qu'un somnambule, accablé de questions, prenne pour guide la pensée de celui qui le consulte, sans la rectifier, sans examiner si la chose en elle-même est bien telle qu'on la lui représente. Dans ce cas, il dit vrai ou faux au hasard, suivant que l'idée qu'il voit est conforme ou non à la réalité. De là une source assez commune d'erreurs, où tombent les personnes magnétisées et lucides, si l'on n'y apporte une extrême attention.

CHAPITRE V.

DES SENSATIONS DANS L'ÉTAT MAGNÉTIQUE. — ELLES Y DÉPENDENT DE LA VOLONTÉ DU MAGNÉTISEUR OU DU MAGNÉTISÉ. — CONSIDÉRATIONS SUR LA FOLIE.

I. Plus l'état magnétique est complet, moins on y éprouve de sensations. Suivant ma somnambule, le degré de lucidité est proportionné généralement au degré d'insensibilité physique. Mais, il est au pouvoir du magnétiseur de faire naître, par sa volonté, toutes sortes de sensations dans le magnétisé. Celui-ci, de son côté, possédant sur soi le même privilége, on pourrait appeler volontaires les sensations de l'état magnétique, pour bien les distinguer de celles de la veille, qu'on éprouve involontairement. Il y a, toutefois, cette différence que, sur ce point, comme sur plusieurs autres, la volonté du magnétiseur est absolue, tandis que celle du magnétisé ne s'exerce que d'une manière conditionnelle et relative.

L'absence des sensations proprement dites, et la possibilité de leur retour durant l'état magnétique, sont deux faits également incontestables. La cause du premier nous est déjà connue; c'est la concentration du fluide vital au cerveau qui le détermine. Aussi, les sensations renaissent-elles spontanément, lorsque le fluide vital, reprenant son cours naturel, s'irradie de nouveau à travers le système nerveux.

Pour leur retour accidentel et volontaire, chez le sujet magnétisé, n'oublions pas que la sensation, dans l'état de veille, exige deux conditions, dont la première est une impression faite sur les organes des sens par les objets extérieurs. Cette impression n'est pas la sensation ; car, elle a lieu dans l'état magnétique, sans que celle-ci l'accompagne. D'ailleurs, on les conçoit parfaitement distinctes et séparables l'une de l'autre. La seconde condition, la seule véritablement essentielle, est une réaction du fluide sur le nerf impressionné. Il y a alors sensation, de quelque manière que l'ébranlement organique ait été produit. Or, cette réaction n'ayant pas lieu, dans l'état magnétique, ou du moins ne s'opérant jamais sans une volonté spéciale du magnétiseur ou du magnétisé, la sensation y demeure naturellement suspendue. Mais, le moyen de provoquer son retour est facile ; c'est de poser les conditions. Nous allons voir comment.

II. Ma somnambule établit en principe que *le seul moyen de faire éprouver au sujet telle ou telle sensation est de ramener, par la volonté, le fluide sur le nerf qui correspond à cette sensation.*

« S'il n'en était pas ainsi, ajoute-t-elle, tout serait étrangement bouleversé. On ferait entendre un somnambule par les yeux. On lui ferait, au contraire, éprouver les diverses sensations de couleur par les oreilles, ou par tout autre sens pris arbitrairement. Ce serait le plus singulier désordre qu'on puisse imaginer. Mais, le pouvoir magnétique ne peut aller jusque-là. Pour qu'il y ait sensation de couleur, il faut une action du fluide sur les nerfs optiques ; pour qu'il y ait sensation de son, il faut une action du fluide sur les nerfs auditifs ; et de même pour tous les autres sens. — Je dis action, et non pas réaction ; car ici, le fluide ne réagit plus sur l'impression des objets extérieurs, comme dans la veille. Aucune impression préalable, de la part de ces objets, n'est nécessaire ; souvent même, ils n'existent pas au moment où l'on éprouve des sensations analogues à celles qu'ils ont la propriété d'exciter en nous. Je puis en citer des exemples.

» On me donne un verre d'eau pure. Mon magnétiseur veut que je sois affectée par cette eau, comme si c'était une liqueur des plus exquises ; ou bien c'est moi-même qui désire me procurer, à si peu de frais, une semblable jouissance. Ma volonté, non plus que celle du magnétiseur, ne change pas la nature des choses. L'eau reste ce qu'elle est ; et pourtant, la sensation de liqueur est très réelle, bien que cette liqueur n'existe que dans l'imagination du magnétiseur ou dans la mienne. Le magnétiseur veut encore que j'éprouve les mêmes sensations que s'il y avait, devant mes yeux, un magnifique tableau, dont il a actuellement l'idée. Sa pensée ne va pas chercher ce tableau dans un musée ; et pourtant, je suis réellement affectée comme s'il y avait là, en face de moi, un tableau. Je le vois, c'est-à-dire j'éprouve diverses sensations de rouge, de bleu, de jaune, qu'éprouverait une personne éveillée, en voyant réellement ce tableau ou en le contemplant dans un miroir. Mais, pour elle, il faudrait que l'image se produisît en présence d'un objet véritable, par voie de réflexion ; tandis qu'à mon égard, l'objet peut être purement factice et n'avoir d'autre existence que celle que lui donne ma mémoire ou mon imagination. Je ne dis pas qu'il soit possible à celui qui a de l'influence sur moi de m'induire en erreur, et de me faire croire qu'il y a effectivement un tableau devant mes yeux. Tout ce que je tiens ici à faire comprendre, c'est que les sensations dont les somnambules sont affectés, bien qu'elles soient des sensations très réelles, peuvent ne supposer, au dehors, aucun objet qui les excite. Elles me paraissent doublement volontaires, dans un état magnétique complet ; d'abord, parce qu'il est loisible au magnétiseur ou au sujet de les provoquer, en général ; ensuite, parce que l'on peut choisir aussi celles que l'on veut éprouver ou faire éprouver, avec le degré d'intensité que l'on désire. »

III. Comme le fluide, dans l'état magnétique, est à la disposition de l'âme, qui peut l'envoyer au dehors ou le faire irradier à travers le système nerveux, on conçoit assez que telle ou telle sensation se produise, en supposant la reprise de l'action du fluide sur les nerfs qui y répondent. Mais, ce qui paraît d'abord surprenant, c'est qu'on la choisisse, sans objet devant soi qui l'excite, avec tel ou tel degré déterminé. Car, enfin, ce sont précisément les choses extérieures qui déterminent nos sensations, d'autant plus vives que l'ébranlement organique est plus considérable, plus immédiat. La règle ou mesure de nos sensations est en dehors de nous; ici, elle est en nous ; et l'on ne conçoit pas qu'on puisse diriger à ce point l'action du fluide sur les nerfs, qu'il en jaillisse à coup sûr une sensation fixée, pour ainsi dire, à l'avance.

« Cette difficulté, répond ma somnambule, vient de ce que nous avons peine à comprendre, dans la veille, comment il se fait qu'à chacune des sensations d'une personne magnétisée ne réponde pas nécessairement un objet extérieur ; — cela est ordinaire, mais cela n'est pas essentiel. Au fond, l'objet n'entre pour rien dans la sensation. Les choses du dehors ne sont là que pour impressionner les nerfs, et provoquer un développement de fluide proportionné à l'impression ; de telle sorte que si, par une cause quelconque, il se produisait, dans mon système nerveux, lorsque je suis éveillée, un ébranlement tel que celui qu'elles y excitent, je serais affectée, en leur absence, des mêmes sensations que leur présence détermine en moi. Par exemple, que mes nerfs optiques soient impressionnés, au milieu de la nuit, comme ils le sont lorsque le soleil éclaire le monde extérieur, aussitôt je verrai tout ce beau monde, malgré l'obscurité qui le cachera aux regards des autres. Maintenant que ce monde soit anéanti et que je reste seule, l'impression sur mes nerfs continuant, ma sensation sera-t-elle détruite? nullement ; elle restera ce qu'elle est, et la vue de mes yeux n'en sera ni moins claire ni moins distincte, que si l'astre du jour versait encore autour de moi ses flots de lumière.

» Mais cette impression, dans la veille, n'est suivie de la sensation que parce que le fluide se développe à sa suite. Or, dans l'état magnétique, l'exercice de cet agent est volontaire ; — tout alors dépend de la volonté. Donc, par cela même que je suis maîtresse du fluide, je suis maîtresse aussi de mes sensations, et je tiens entre mes mains le privilége de n'éprouver que celles que je veux.

IV. » Voici comment se produisent ces sensations. Je veux entendre, je suppose, des sons mélodieux. C'est un concert dont l'idée m'est restée : je désire en renouveler toutes les émotions sensibles. Que ferai-je pour cela ? J'envoie mon fluide sur les nerfs auditifs ; et, comme je me représente parfaitement dans mon esprit la sensation que je veux éprouver, je proportionne son développement aux sons qui doivent en résulter. Dès lors, j'entends réellement ; je distingue les voix avec leurs nuances si variées ; je fais jouer mille instruments imaginaires ; tout cela, par la seule action que j'exerce, au moyen du fluide, sur les nerfs auditifs. Cette harmonie n'existe que pour moi. Je puis, à mon gré, l'interrompre ou la faire durer, sans distraire personne, sans rompre le silence qui règne autour de moi. Pour la produire, je n'ai eu besoin que de le vouloir ; de même qu'il suffit à l'homme le plus simple de sa volonté, pour remuer ses organes. La sensation s'opère en moi, comme le mouvement en lui ; il commande, et toute sa machine se met en jeu.

Je possède le même pouvoir, à l'égard de mes sensations, et mon magnétiseur encore mieux que moi. J'ai l'idée de la sensation qu'on veut me faire éprouver ou que moi-même je provoque ; sur-le-champ, mon fluide entre en exercice et la sensation se produit. Je sais qu'en vertu des facultés attachées à l'état magnétique, je puis voir l'action du fluide, la diriger et la combiner, de manière à en obtenir les effets les plus curieux. Mais, lors même que tout cela me serait caché, la sensation n'en résulterait pas moins du simple fait de ma volonté ou de celle du magnétiseur. »

V. Cet empire sur les sensations, cette facilité de les faire naître, peuvent avoir des suites extrêmement fâcheuses. La moindre expérience, en fait de magnétisme, suffit pour ne laisser aucun doute sur ce point. Rien n'est plus dangereux, et, au fond, rien n'est plus futile que de faire dire à un somnambule : J'ai froid, j'ai chaud ; on me brûle, on me pince ; quel bruit affreux j'entends, quelle figure hideuse est devant moi ; en un mot, d'agir successivement sur chacun de ses sens, comme s'il y avait, en réalité, divers objets autour de lui. Et pourquoi? Pour le frivole plaisir de montrer son influence, ou d'amuser un spectateur, que les phénomènes naturels laisseraient indifférent. Il y a des magnétiseurs qui vont jusqu'à enivrer leur sujet avec de l'eau. On ne songe pas que toutes ces sensations, qui nous paraissent, à nous, si imaginaires, n'en sont pas moins très réelles ; qu'elles ont leur retentissement au cerveau ; que cet organe se fatigue, au point de ne pouvoir reproduire la pensée ; que le fluide s'épuise, et n'est plus suffisamment réparé par le jeu de l'organisation. Enfin, et cette conséquence mérite bien qu'on y réfléchisse, on ne songe pas que l'exercice de la lucidité devient, à force d'éprouver de semblables sensations, plus lent, plus difficile, quelquefois impossible. Les idées se brouillent; il s'y mêle de fausses images venant des sensations. Le somnambule, obligé de se mettre en garde contre ces images, les écarte d'abord avec succès. Mais, quand elles se présentent sans cesse à son esprit, il finit par céder à l'illusion et tombe dans une sorte de délire, où il ne se reconnaît plus. De là les extravagances qu'il débite parfois, et dont l'incrédule triomphe, comme si, pour être lucide, on échappait aux lois de la nature humaine, qui limitent l'usage de nos facultés les plus précieuses. Il est donc de l'intérêt du magnétiseur, comme il est de son devoir, de ne jamais perdre de vue cette pensée que le magnétisme est une chose grave et, en quelque sorte, sacramentelle; c'est un présent que la Providence a fait aux hommes, non pour les amuser, mais pour les instruire.

Les somnambules peuvent aussi abuser du pouvoir qu'ils ont sur eux-mêmes, particulièrement ceux qui sont consultés pour des maladies. Souvent, soit afin de se mettre mieux en rapport avec une personne souffrante, soit même sans qu'ils y pensent d'une manière expresse, ils produisent, momentanément, en eux les mêmes affections que celle-ci ressent. Mais, à tout prendre, les dangers, qu'ils encourent de leur propre mouvement, ne sont pas comparables à ceux que les magnétiseurs peuvent déterminer chez eux.

VI. Les personnes magnétisées sont-elles réellement trompées par les images des sensations qu'on leur fait éprouver, ou qu'elles provoquent? Par exemple, le somnambule qui est affecté, comme s'il y avait des couleurs, un tableau devant ses yeux, croit-il à l'existence de ces couleurs ou de ce tableau? Celui qui entend des sons mélodieux, est-il intimement persuadé qu'il y a, près de lui, une troupe de musiciens dont les voix et les instruments impressionnent ses sens?

D'abord, si le somnambule forme lui-même ces images, à moins qu'il ne jouisse pas de toute sa lucidité, évidemment, il ne se laissera pas séduire par des fantômes, dont la raison se trouve dans les caprices de sa propre volonté. Pour ce premier cas donc, l'erreur ne me paraît guère possible.

Si le magnétiseur intervient, le sujet, qui voit sa pensée, saura toujours en lui-même ce qui en est. Il dira bien : *Je vois un tableau, un monstre, j'entends un concert*, etc. ; mais, cela revient aux formules suivantes : *Je suis affecté comme si je voyais un monstre, un tableau ; comme si j'entendais un concert.* Ce phénomène, pour lui, a quelque ressemblance avec ceux du mirage ou de l'écho, à l'égard d'un voyageur qui en connaîtrait l'interprétation. Mais, de même que nous corrigeons par le toucher l'illusion des yeux ou de l'ouïe; de même le somnambule peut corriger les erreurs de tel ou tel sens par le fluide magnétique, qui les implique tous, et n'est pas lui-même sujet aux déceptions. En effet, il ne faut pas confondre les images des sens, s'exerçant en particulier, avec la lucidité;

or, si nous ne nous trompons pas, en appliquant successivement chacun de nos sens à la connaissance d'un objet qui est de leur ressort spécial, à plus forte raison le somnambule n'est pas induit à erreur, en employant le fluide magnétique, qui les résume tous par une seule et unique opération, comme il a été expliqué ailleurs.

Mais, dira-t-on, puisqu'on peut ainsi faire voir une étendue colorée qui n'existe pas, et entendre des sons imaginaires, c'est-à-dire tromper le sens de la vue et celui de l'ouïe, ne pourrait-on pas, en agissant à la fois sur tous les sens, fausser l'exercice de la lucidité qui résulte de leur ensemble? Je ne le pense pas. Mais, lors même que cela se pourrait, comme il faudrait une extrême violence de la part du magnétiseur, on ne serait en droit d'en rien conclure contre la lucidité; pas plus qu'il ne m'est permis d'argumenter contre le témoignage des sens, parce qu'un homme, dont le cerveau aurait été trop fortement impressionné ou dérangé, dirait et ferait des folies, dans la fausse persuasion qu'il est entouré d'objets ou de personnes qui n'existent pas.

VII. Rien de plus intéressant, et, jusqu'ici, rien de moins étudié que ce mécanisme des sensations. Une foule de questions s'y rattachent; celle des hallucinations, en particulier, y a un rapport immédiat, comme il est facile de le voir. Quand on songe à combien peu de chose sont liées nos sensations, et à la facilité avec laquelle on les fait naître chez les personnes magnétisées, on est effrayé des suites que pourraient avoir, dans l'état ordinaire, de semblables sensations, imaginaires et réelles tout à la fois, se produisant à la suite d'un trouble quelconque dans le système nerveux.

J'ai dit ailleurs que l'âme de l'aliéné, malgré ses aberrations apparentes, demeure parfaitement intacte; mais que, jugeant d'après des impressions ou plutôt des sensations fausses et inexactes, elle arrive inévitablement à des conséquences erronées; à peu près comme un juge qui, trompé par de faux témoins, porterait une sentence inique pour le fond, bien que logiquement déduite des renseignements qui lui ont été fournis. Suivant ma somnambule, que j'ai souvent consultée sur ce point, la folie n'est autre chose qu'une conviction fondée sur des sensations imaginaires, — telles que peuvent en éprouver les personnes magnétisées, dans les cas particuliers que nous venons de rapporter.

« Quand je suis dans l'état lucide, dit-elle, je sais à quoi m'en tenir de ces figures qui m'apparaissent et de ces voix que j'entends : simple jeu de fluide sur les nerfs, qu'on peut suspendre ou provoquer à son gré. Mais si, par suite d'un affaiblissement de mon système nerveux, ou par toute autre cause, les mêmes sensations m'assaillaient en mon état ordinaire, je n'aurais rien qui pût m'en démontrer la fausseté. Que ferai-je alors, étant affectée d'une manière anormale, en présence des objets qui m'entourent et des personnes qui me sont le plus familières? Si, dans cet ami qui me tend la main, je vois un ennemi prêt à me percer d'un poignard, n'est-il pas clair, ou que je prendrai la fuite, ou que je me précipiterai sur lui, afin de prévenir ses coups? L'homme le plus raisonnable en ferait autant. Si, du côté où vos yeux vous montrent une plaine, il m'apparaît, à moi, un précipice, je n'avancerai pas évidemment; et vous direz que mon intelligence est malade, bien qu'elle soit aussi saine que la vôtre, et raisonne comme vous raisonneriez, si vous étiez sous l'empire des mêmes sensations que moi. Il est rare qu'on arrive à la folie tout d'un coup. On commence par éprouver des sensations inaccoutumées. On s'en étonne; on a peur; on devient taciturne et solitaire. Vainement on cherche à écarter les images trompeuses dont on est assiégé. Comme elles se présentent sans cesse à l'esprit, elles finissent par entrer peu à peu dans le raisonnement, et se changent en idées fixes. Dès le moment qu'on y croit, tout est perdu, on est fou; c'est-à-dire, on s'est fait une conviction opposée à la conviction de tous les autres, et on la suit irrévocablement. Je suis d'avis, toutefois, que si l'on pouvait magnétiser un aliéné, comme il verrait, dans l'état lucide, et quelles sont les sensations fausses dont il est obsédé, et quelle en est la cause provocatrice, il aurait assez d'empire sur son état ordinaire pour en bannir, au moins, quelques actes de folie, et peut-être pour imprimer à ses idées une direction telle, qu'il reprendrait bientôt l'exercice normal de sa raison. Je pourrai citer, à l'appui de ce que j'avance, le fait assez curieux d'une somnambule qui passait par la folie, avant d'arriver à l'état magnétique complet. »

Sans magnétiser directement les aliénées, on pourrait, quelquefois, tirer un grand secours de la lucidité des somnambules, pour connaître les idées qui les poursuivent, et les diriger, par là même, avec plus de succès.

Mademoiselle M..., par suite de contrariétés au sujet d'un mariage, avait été atteinte d'aliénation mentale. D'abord, elle avait refusé de parler, puis de manger, et enfin de se vêtir convenablement. Tel était, depuis quatre ans, le triple caractère de sa folie, lorsque son père eut occasion de consulter ma somnambule. Celle-ci lui promit de vaincre le mutisme obstiné de sa fille, à la condition d'une entrevue avec elle. Cette entrevue est accordée. Mademoiselle M... est amenée à ma somnambule (1), qui lui demande tout d'abord si elle veut prendre quelque chose. Sur un signe de tête affirmatif de sa part, on apporte une tarte. Ma somnambule la coupe devant mademoiselle M..., en prend un morceau, et, sans rien offrir à sa convive, se met à manger du meilleur appétit. Celle-ci fait des signes, pour avoir de la tarte à son tour. La somnambule feint de ne rien voir ; elle prend un second morceau, et continue de manger du même appétit. Mademoiselle M... redouble ses signes ; elle gesticule de la tête et des mains, toujours inutilement. Enfin, comme on ordonnait d'enlever le gâteau convoité, elle s'écrie : » Eh ! donnez-moi donc de la tarte? « A ces

(1) Il est bon de faire observer ici que, contrairement à ce qui a lieu généralement, ma somnambule, dans l'état magnétique, ouvre les yeux, parle, marche, en un mot, se comporte comme dans l'état de veille ; à tel point qu'il est difficile de discerner, de prime abord, si elle est magnétisée ou non.

mots, le père, qui n'avait rien entendu d'elle depuis quatre ans, pousse, à son tour, un cri de joie, et se jette dans les bras de sa fille, comme s'il la revoyait après une longue absence.

Revenu de son émotion, il voulait la ramener à la maison de santé. La somnambule s'y opposa. Mademoiselle M... était loin d'être guérie; rentrée dans sa famille, elle refusait, dès le soir même, de se mettre à table. La somnambule fait alors placer son couvert et recommande de ne pas s'occuper d'elle. « Car, fait-elle observer, si vous l'invitez, elle ne viendra pas; à la maison de santé, elle ne mange que lorsqu'on la menace de la camisole de force. » On se met à table, on laisse la malade se promener à l'aise dans la salle. Mais bientôt, voyant qu'elle était oubliée, elle vient près de son père, disant: « Vous ne voulez donc pas que je me mette à table? » On lui indique sa place; elle la prend et présente son assiette, sans proférer une parole. La somnambule, qu'on avait chargée de la servir, fait semblant de ne pas la comprendre. Elle se lève alors furieuse; puis se calme, et, s'asseyant de nouveau: « Vous ne voulez donc pas me servir? » dit-elle. Vers la fin du dîner, la somnambule invite une de ses sœurs à jouer, sur le piano, un morceau de musique qu'elle lui désigne; en même temps, elle l'engage à faire le plus de fausses notes qu'elle pourra. La malade écoute; — on jouait un de ses morceaux favoris d'autrefois. Mais, à chaque fausse note, elle laisse échapper un mouvement très marqué d'impatience. Enfin, comme les fausses notes continuaient, elle se lève, vient près de sa sœur, et, parcourant des yeux le morceau de musique, lui dit : « Ce n'est pas cela, tu te trompes. » On lui cède la place, elle se met au piano ; peut-être n'avait-elle jamais si bien joué, quoiqu'elle ne se fût pas exercée depuis quatre ans ! Toute la famille était ravie de l'entendre ; le père surtout succombait à l'excès de sa joie. C'est une des scènes les plus attendrissantes dont j'aie été témoin.

La somnambule réussit encore, — toujours par des procédés aussi simples qu'ingénieux, à réveiller le goût de mademoiselle M... pour la toilette. Sous sa direction, la malade parlait, mangeait, se laissait habiller ; elle faisait de la musique, s'occupait avec ses sœurs ; en un mot, elle revenait peu à peu à la vie réelle, lorsque des circonstances, aussi douloureuses qu'imprévues, vinrent interrompre brusquement ses rapports avec ma somnambule.

CHAPITRE VI.

PEUT-ON COMMUNIQUER AVEC LES ESPRITS DANS L'ÉTAT MAGNÉTIQUE ? — DE L'EXTASE. — AVEUX DE MA SOMNAMBULE. — UN MOT, EN PASSANT, SUR LES TABLES TOURNANTES ET PARLANTES.

Peut-on communiquer avec les esprits, avec les anges, avec les démons... ? Je prie le lecteur de ne pas oublier qu'il ne s'agit ici que de la possibilité du fait dans l'état magnétique, et je m'en félicite, ne voulant pas m'arrêter longtemps sur une matière si délicate et si pleine de mystères.

A première vue, et sur les seules indications de ma somnambule, dont l'autorité, sur ce point, me semble acquérir un nouveau degré de compétence, voici quelle est mon opinion. La question peut être envisagée sous un double rapport : ou bien, dans cette communication, les esprits resteraient ce qu'ils sont, c'est-à-dire de pures intelligences, dégagées de toute matière ; ou bien ils se manifesteraient sous une forme sensible.

Dans ce dernier cas, je l'avoue, la communication serait possible ; elle s'établirait comme celle de nos âmes en ce monde. Mais, qu'on le remarque bien, ce ne serait plus avec des esprits purs que l'on communiquerait, mais avec des esprits revêtus de chair et d'os, comme l'âme de l'homme l'est ici-bas. D'ailleurs, ce genre de communication ne serait plus particulier aux personnes magnétisées. Il suffirait d'avoir des yeux et de jouir de ses sens, pour se mettre en rapport avec tous les esprits possibles.

Dans le premier cas, où l'on suppose que les esprits restent ce qu'ils sont, la barrière infranchissable qui sépare les âmes pures des âmes humaines en ce monde, même dans l'état magnétique, ne permettra jamais qu'aucune correspondance directe puisse s'établir entre les unes et les autres.

II. On m'a fait observer, et je souscris pleinement à l'observation, que la distance qui existe entre l'âme pure et l'âme unie à un corps n'est pas aussi grande, relativement à la communication, que celle qui existe entre l'âme unie à un corps et l'âme pure. Ceci n'est pas un jeu de mots : l'âme pure est supérieure à l'âme engagée dans les sens ; elle peut voir celle-ci, sans en être vue ; à peu près comme, dans l'état magnétique, on a conscience de ce qu'on a fait dans l'état de veille, bien que, dans l'état de veille, on n'ait pas conscience de ce qui s'est passé dans l'état magnétique. De même, on conçoit que les âmes pures ou les esprits puissent, en ce qui les concerne, communiquer avec nos âmes, et même exercer sur elles, à notre insu, une certaine influence. Le *comment* de cette action nous est absolument inconnu ; mais enfin, nous n'avons aucun motif de la rejeter, et l'on cite des faits qui la supposent. La question est de savoir si, de notre côté, nous pouvons, par nos moyens naturels, répondre à cette action, en reconnaître l'auteur et communiquer directement avec lui ; alors, et alors seulement, il y aura commerce réciproque. Mais, voilà justement ce qui ne peut avoir lieu. Car, il ne suffit pas, pour que le rapport s'établisse, que les esprits descendent jusqu'à nous ; il faut encore que nous puissions monter jusqu'à eux, et nous rencontrer sur un terrain commun. Or, ce terrain commun n'existe pas, à moins que l'esprit, avec lequel on prétend communiquer, n'agisse sur le fluide. Mais alors nous rentrerions dans le premier cas, à la réserve qu'il n'y aurait aucun signe sensible, relativement à nous ; bien que, au fond, il y en eût un, par lequel s'opérerait la communication.

En un mot, de même que tout rapport, dans l'état naturel, s'établit par les sens ; de même, dans l'état magnétique, toute communication, même celle des pensées, se fait par le fluide. Dire que nous pouvons communiquer avec un esprit, c'est affirmer, ou que cet esprit a du fluide, ce qui contredit manifestement la notion d'esprit pur ; ou qu'il agit sur notre fluide, ce qu'il ne peut faire, je crois, sans une permission divine.

III. En supposant que les esprits puissent agir sur le fluide, la communication serait très facile, aussi facile que celle du magnétiseur avec le magnétisé. Sans aucun signe apparent, on verrait ce qu'ils veulent bien nous faire voir, on entendrait ce qu'ils veulent bien nous faire entendre. Maîtres, par le fluide, des sensations, ils pourraient se manifester sous toutes les formes possibles, hideuses ou brillantes, agréables ou terribles. Ces formes, il est vrai, ce langage, n'existeraient que pour le somnambule, et ne supposeraient, en réalité, que l'action des esprits sur le fluide, sans qu'ils eussent besoin de prendre pour cela corps et figure. Mais, les sensations qu'on éprouverait n'en seraient pas moins réelles, comme celles dont nous avons parlé ailleurs, sous le titre de sensations volontaires.

Ce moyen de communication, le seul qui me paraisse possible, puisqu'il est le seul adapté à notre état présent, implique une dérogation manifeste à l'ordre naturel ; dérogation que Dieu doit restreindre, ce semble, à quelques cas extraordinaires, que sa Providence seule peut déterminer.

Sans m'étendre là-dessus en vaines conjectures, je fais observer que, dans tout commerce avec les esprits, l'initiative ne peut jamais nous appartenir ; et cela, par la raison qu'un esprit pur est absolument insaisissable à nos facultés, soit ordinaires, soit magnétiques. Ce n'est qu'à son action sur nous que nous pouvons reconnaître sa présence. En tout ceci, quelle immense carrière est ouverte à l'imagination, et combien sont à craindre les écarts de *cette folle du logis*, quand une fois elle a brisé les liens qui la retenaient captive !

IV. Ce commerce proprement dit avec les esprits, par voie de sensation, doit être soigneusement distingué de l'influence que peuvent avoir sur nous les anges, et qui aurait surtout l'âme pour objet. L'âme, à ne considérer que sa nature intime, peut fort bien communiquer avec les anges ; elle est spirituelle, et par conséquent elle peut avoir commerce avec des esprits ; de quelle manière, nous l'ignorons absolument. Mais, enfin, s'il y a des esprits, il faut bien qu'il y ait entre eux quelque moyen de communiquer. Pour en donner un exemple, nous pourrions fort bien nous éveiller, le matin, avec une pensée qui ne viendrait pas de notre fond, mais qui nous aurait été révélée ou inspirée pendant le sommeil. Nous avons actuellement conscience de cette pensée ; nous avons même un vague pressentiment que notre esprit ne l'a pas trouvée au hasard ; mais, comment nous est-elle venue ? Si elle a son origine dans le commerce de notre âme avec un esprit supérieur, quel est cet esprit ? Voilà ce qu'il nous paraît impossible de savoir, n'ayant pas eu conscience de ce qui se passait en nous, au moment où elle nous était donnée.

Il peut même arriver que, fortement occupés par un objet, et plongés dans une méditation qui nous enlève à nous-mêmes, nous en venions jusqu'à nous reconnaître sous l'influence d'un être supérieur, qui agit sur notre âme; qu'en nous recueillant au plus intime de la conscience, nous entendions comme une voix à laquelle nous répondons instinctivement; et que, par un effort de notre esprit, nous nous représentions aussitôt sous une forme sensible cet être qui nous parle, et dont nous écoutons intérieurement la voix, sans qu'il agisse sur les sens ou sur le fluide. Ce serait, comme je l'ai lu quelque part, une sorte de vision intellectuelle, l'image sensible n'étant là que pour mieux fixer notre esprit : — telles étaient sans doute les visions de mademoiselle G..., dont nous avons cité ailleurs quelques fragments écrits en somnambulisme. C'est ainsi, du moins, qu'elle l'expliquait elle-même dans l'état lucide, lorsqu'on la faisait revenir sur les scènes singulières dont elle avait donné le spectacle si longtemps. Tel est probablement aussi ce qui constitue les inspirations des hommes de génie, dans tous les genres.

V. Puisque nous en sommes aux communications spirituelles, disons un mot de l'extase, nouveau *médium* par lequel on prétend franchir la barrière qui sépare le monde humain du monde surhumain.

D'après ma somnambule, toute personne capable d'une certaine lucidité peut entrer en extase. Il suffit qu'elle soit isolée des objets sensibles, et que cessant d'être occupée, d'être interrogée, elle suive l'élévation naturelle de ses pensées. N'oublions pas qu'elle est alors dans la situation d'esprit la plus favorable aux profondes méditations, aux sublimes ravissements. Soustraite à l'empire des sens, inaccessible aux distractions des choses extérieures, jamais philosophe, fût-il Platon ou Malebranche, n'a joui d'une telle facilité de contemplation. Qu'en cet état une belle et grande vérité se présente à son esprit ; la voyant plus clairement, elle en est plus vivement frappée ; elle la suit dans ses rapports avec d'autres vérités. Puis, à mesure qu'elle s'élève, l'horizon s'agrandit ; l'âme est comme absorbée, son action sur le corps se fait moins sentir ; les organes deviennent immobiles ; l'âme ne peut plus exprimer par eux ce qu'elle voit, tout se passe en intuitions. Bientôt le désordre se manifeste dans ce corps qui est comme oublié ; la chaleur diminue, les extrémités surtout se refroidissent ; toute la vie se concentre au cerveau, d'où parfois elle rayonne sur le visage, qui prend alors une indicible expression de calme et de majesté.

Il est dangereux de provoquer cet état, il l'est encore davantage d'y laisser longtemps les personnes qui y sont ; d'autant plus que la volonté du magnétiseur a moins de prise sur le sujet en extase, et que cette âme, dégagée des sens et sur le point d'être libre, ne s'arrache qu'avec peine aux contemplations qui l'absorbent, pour rentrer dans les liens du corps.

Pendant ce ravissement, y a-t-il eu commerce proprement dit avec les esprits ? Cela n'est pas probable ; car, si l'âme n'a concouru à ce commerce que comme esprit, elle n'a pu en conserver le souvenir ; ce qui, pour ne pas détruire la communication en elle-même, la rend inutile pour nous. Si, au contraire, il y a eu action des esprits sur l'âme, nous rentrons dans les cas discutés plus haut.

J'ai fait entendre qu'il faut, pour qu'il y ait extase, abstraction des objets matériels. Cette condition est peut-être trop rigoureuse; car, il est un grand nombre de faits où l'âme, bien qu'occupée de choses matérielles, n'en paraît pas moins ravie. Je citerai comme exemple l'état dans lequel je trouvai ma somnambule, lors de son voyage dans Saturne. Un jour encore, elle avait franchi des distances immenses; elle ne parlait plus qu'avec peine. Je lui demandai si elle pouvait aller plus loin : « Oui, me dit-elle, mais il me sera impossible de remuer seulement les lèvres, pour exprimer ce que je vois. » Je la retins, ne voulant pas qu'elle perdît la parole. Mais, je lui fis une nouvelle question : « En vous plaçant au plus haut point où vous puissiez atteindre, concevez-vous encore au delà des espaces et des mondes? — Sans doute, reprit-elle, et mon âme pourrait les voir, si le fluide magnétique, aussi bien que les sens, n'était un instrument imparfait. »

VI. Si tout ce que je viens de dire des communications spirituelles et de l'extase est fondé, que deviennent toutes ces révélations somnambuliques sur l'influence et les occupations des esprits, toutes ces descriptions anticipées du ciel, tous ces voyages téméraires dans un monde surhumain que l'imagination revêt des plus fantastiques couleurs?

Je laisse ma somnambule répondre. « Il est divers sujets, dit-elle, sur lesquels les opinions qu'on se forme dans l'état lucide peuvent être beaucoup modifiées, à mesure que l'on acquiert une connaissance plus positive de cet état. Voici du moins ce qui m'est arrivé à moi-même. Lors des premiers essais de mes facultés magnétiques, mon exaltation était si grande, que je me crus, à plusieurs reprises, transportée au ciel. — Je suis esprit, me disais-je; car, ce corps que je prends pour le mien, m'est tout à fait indifférent. Comme un esprit, je suis dégagée des sens; comme lui, je ne me palpe pas; comme lui, je me comprends, sans m'entendre parler. Je sais à peu près tout ce que je veux savoir; je vois les pensées. Oui, je suis esprit, et il n'y a d'esprits qu'au ciel. — Telle était ma manière de raisonner. Or, quand on se met soi-même au nombre des esprits, il est facile d'en voir ailleurs, et de se supposer communiquant avec eux; rien n'est plus naturel. Mais lorsque, toute pleine de ces idées, j'étais interrogée sur des choses matérielles, sur des maladies, et que, mes préoccupations intérieures m'empêchant de répondre d'une manière précise, je me voyais gronder, mon paradis imaginaire s'évanouissait à l'instant. Je me disais : Dans le ciel, on ne doit pas s'occuper de choses si petites, si tristes. Non, non, dans le ciel, on ne gronde pas...

» J'avais perdu la pensée d'être au ciel; mais, je conservais l'espoir d'y aller un jour étant magnétisée. — Si le ciel est quelque part, me disais-je de nouveau, je saurai bien le trouver. Quel bonheur d'aller voir les âmes de ceux que j'ai connus autrefois, et de venir apprendre aux personnes qui me sont chères le sort qui les attend après cette vie! Un si beau dessein me ravissait. Là-dessus, j'ai cherché, cherché... Non, jamais on ne comprendra l'activité de mes recherches... toujours inutiles. Enfin, ne trouvant pas ce ciel que je rêvais, après avoir visité cette terre, et m'être élevée dans les airs, aussi haut que je pouvais, je finis par admettre, non pas précisément, mais par soupçonner une sorte de métempsycose. —Voici comment j'y arrivai : Il n'y a pas, si j'en juge par mes recherches, un lieu particulier où demeurent les âmes dégagées des sens, les esprits purs; ce lieu, je l'ai vainement cherché. Cependant, l'âme de l'homme, substance pure et simple, doit survivre à ce corps qui lui sert d'enveloppe. Ceci n'était pas une opinion pour moi; c'était, et ce sera toujours ma croyance la plus ferme et la plus inébranlable. Or, je ne conçois pour elle qu'un moyen de survivre au corps qu'elle abandonne, c'est de rentrer dans un autre. Toutefois, la métempsycose me souriait peu; et n'ayant rencontré, dans les corps actuellement animés, aucune âme de celles que j'avais autrefois connues, j'y renonçai de bon cœur.

» Dès lors, je demeurai, sur ces grandes questions que j'avais agitées avec tant d'ardeur, je demeurai, dis-je, avec mes idées de la veille, éclaircies seulement, épurées, mieux établies : idées qui avaient résisté à toutes celles que j'avais voulu me former, à moi seule, avec toutes les forces de mon intelligence magnétique. Je compris que le monde surhumain est séparé du monde humain par une barrière que l'on ne peut soi-même franchir avant le temps. Dieu seul ouvre de temps à autre cette barrière aux âmes privilégiées, pour leur donner un avant-goût du ciel.

VII. » Je fus un soir magnétisée par M. N... ; ce n'était pas pour amener l'état lucide, mais seulement pour me guérir, car j'étais malade. M. N... me dit en me quittant : « Ayez confiance, la sainte Vierge viendra vous visiter cette nuit. » En effet, cette nuit même, j'eus une vision magnifique. Une belle dame, au visage plein de majesté, m'apparut ; elle était accompagnée de deux autres, dont l'une tenait une couronne brillante et l'autre une couronne fanée. Celle-ci remit sa couronne à la dame si majestueuse, qui me l'offrit aussitôt. Je la refusai, vivement piquée de ce qu'on ne m'avait pas offert la couronne brillante. Prenant alors la couronne enviée des mains de celle qui la portait, la même femme me la montra, mais sans me la donner, disant : A plus tard ! A ces mots, je m'éveillai, enchantée d'un si beau rêve.

» Maintenant, voici comment on pourrait l'expliquer. L'idée de M. N... m'avait frappée ; je m'étais endormie en la méditant. Or, il est pendant le sommeil un moment où l'âme est, pour ainsi dire, livrée à elle-même et dégagée des sens : c'est lorsque le sommeil est très complet, très profond. Il n'y a alors ni rêve, ni imaginations ; car tout cela suppose l'action de l'âme sur le cerveau, action qui est suspendue dans un sommeil intense. En ce moment, mon âme a fort bien pu communiquer avec des esprits, avec des saints. Ce qui s'est passé dans cette entrevue, je l'ignore et ne puis le savoir; c'est l'affaire de mon âme et non la mienne. Ceci n'est pas un paradoxe; car l'homme est corps et âme, et il n'a conscience de lui-même sur cette terre qu'autant que ces deux substances concourent simultanément à sa pensée. Il peut donc se faire que mon âme ait eu commerce avec un esprit et se soit entretenue avec lui, tant que le sommeil a été très profond. Ensuite, lorsqu'elle a eu de nouveau prise sur les sens par le fluide, elle s'est traduite à elle-même sa pensée sous une forme sensible; mais aussi, dès ce moment, elle a cessé de communiquer avec le monde spirituel; elle est revenue au monde physique; une porte s'est ouverte, l'autre s'est fermée. L'âme s'est retrouvée comme seule avec sa pensée, dont elle a eu conscience, sans savoir ni par qui, ni comment elle lui avait été donnée. Cela peut paraître étrange, mais je dis la chose comme je la conçois : l'âme peut communiquer avec des esprits, mais non pas l'homme. J'ai encore présente à l'esprit cette vision; les trois femmes qui me sont apparues, je puis les évoquer dans l'état lucide. Que l'idée me vienne de les faire parler, j'en recevrai peut-être de fort belles réponses. Mais vous voyez quel rôle l'imagination peut jouer parmi de semblables entretiens.

» Dans l'état magnétique, on se représente tout ce qu'on veut ou à peu près. D'abord, on a l'intelligence plus prompte, plus rapide que dans la veille; on imagine plus facilement. Ensuite, par l'empire que l'on exerce sur ses sensations, ce que l'on ne ferait que soupçonner ou concevoir étant éveillé, on peut alors se l'exprimer sous une forme sensible. Par exemple, dans mon état de veille, je conçois un esprit, j'en ai la notion ou l'idée; mais je ne vais pas plus loin. Dans l'état lucide, j'ai cette même notion plus claire, et je puis, en subtilisant, pour ainsi dire, mes sensations, me représenter un esprit, jusqu'à un certain point; mais ce sera de l'imagination. Il importe que le sujet se sépare bien, se dégage bien de ce qu'il voit; il importe qu'il enlève à ses visions, par un examen sévère, tout ce qu'il y a de lui : travail difficile et, toutefois, indispensable, si l'on ne veut s'égarer, en voyant dans les choses, non pas ce qui s'y trouve, mais ce qu'on y porte soi-même. »

VIII. Suivant quelques personnes, il y aurait une méthode assez facile de communiquer avec les esprits, méthode fort en usage pendant quelque temps, mais dont la curiosité commence à se lasser, c'est celle des tables tournantes et parlantes. Sans m'expliquer à ce sujet d'une manière formelle, je me contenterai de poser le dilemme suivant :

Ou la table tourne, parle, écrit sous l'influence magnétique; ou bien elle fait tout cela en vertu d'une intervention surnaturelle, angélique ou diabolique. Je ne crois pas qu'on ait fait d'autre hypothèse pour rendre raison du phénomène.

Si la table tourne, parle, écrit, sous l'action du fluide magnétique, j'accorde qu'il soit nécessaire de la toucher, pour mettre le fluide en exercice; mais, une fois le mouvement imprimé, qu'on l'abandonne à elle-même. Elle tournera tant que la volonté de la faire tourner restera dans l'esprit de ceux qui l'ont magnétisée ; le fluide n'a plus alors besoin du contact. Je ne veux pas affirmer positivement qu'il soit impossible d'agir, par le fluide, sur les corps bruts, comme sur les corps animés ; mais c'est à l'expérience à nous éclairer sur ce point.

Si, au contraire, la table parle, tourne, écrit, en vertu d'une influence surnaturelle, pourquoi faut-il continuellement tenir la main à l'œuvre, pour faire durer les opérations de l'esprit qui l'agite ? Si cet esprit est capable de la pousser, de l'incliner de tel ou tel côté, quand on la touche, pourquoi ne le pourrait-il plus, quand tout jeu des mains a cessé, d'autant plus que chacun affirme qu'il n'est pour rien dans le mouvement de la table ? Encore une fois, qu'on laisse la table à elle-même et qu'on l'observe.

CHAPITRE VII.

MÉMOIRE DANS L'ÉTAT MAGNÉTIQUE. — PERTE DES SOUVENIRS EN REVENANT A LA VIE COMMUNE.

I. Le retour des somnambules à la vie commune présente un phénomène curieux et facile à constater, c'est l'absence de tout souvenir relativement à ce qui s'est passé dans l'état magnétique.

« On s'éveille, dit ma somnambule, tel qu'on s'était endormi, sans qu'il reste dans l'esprit aucune trace des heures, des jours même qui peuvent s'être écoulés depuis le moment de la magnétisation. On reprend le fil des souvenirs là où on l'avait laissé, en sortant de l'état ordinaire; et la dernière sensation qu'on avait éprouvée dans cet état paraît la plus récente. Pour les pensées et les actes qui remplissent l'intervalle, l'esprit s'en dépouille comme d'un fardeau dont il ne pourrait supporter le poids avec ses forces ordinaires. »

Je sais qu'il y a des exceptions à cet oubli complet. Quelquefois on conserve, après le réveil, une vague réminiscence de certaines choses dont on s'est occupé plus particulièrement. Mais, comme ces exceptions, d'ailleurs très rares dans l'état magnétique proprement dit, supposent une volonté spéciale du magnétiseur ou du sujet, la règle générale n'en subsiste pas moins dans toute sa vérité.

II. La raison psychologique de ce phénomène est intéressante à chercher. On trouve, dans le somnambulisme naturel, quelque chose de semblable; là aussi la mémoire des pensées et des actes ne se conserve pas. Mais, sous un autre point de vue, le cas est bien différent. Il ne paraît pas que le somnambule naturel revienne à lui d'une manière expresse; chez lui, l'exercice de la réflexion demeure suspendu. Ici, au contraire, on réfléchit, on raisonne; on connaît parfaitement son état, on le compare à celui où l'on était auparavant. On prévoit même son oubli; quelquefois on réussit à le prévenir. Toutes ces opérations intellectuelles, accomplies, ce semble, avec pleine et entière conscience, ne devraient-elles pas, loin de s'effacer de l'esprit, y laisser, au contraire, de profondes traces?

« Non, répond ma somnambule ; car, les conditions du souvenir n'existent plus dans l'état magnétique. Il y a une grande différence entre la mémoire, telle qu'elle est actuellement en moi, et la mémoire que le retour à l'état ordinaire va me rendre bientôt. Aussi n'est-il pas étonnant que, pour celui qui revient à cet état, la chaîne des souvenirs soit interrompue. »

Je lui objectai que, s'il n'y avait quelque rapport entre la mémoire *magnétique* et la mémoire *ordinaire*, elle ne pourrait pas non plus se rappeler, étant magnétisée, ce qu'elle a fait dans l'état de veille.

« Eh bien ! c'est ce qui vous trompe, reprit-elle ; en ce moment-ci, je ne me souviens pas à proprement parler, mais je vois. Par exemple, je ne me souviens pas de ce que j'ai fait hier, si j'y pense ; je le vois aussi clairement que ce que je fais en ce moment : bien entendu, lorsque je veux user avec soin de mes facultés magnétiques. Vous m'avez demandé plusieurs fois comment je peux prévoir ; je vous ai toujours répondu que, rigoureusement parlant, je ne prévois pas, mais que je vois. Il en est de même pour la mémoire ; à dire vrai, cette faculté me paraît étrangement modifiée en moi. Car, tout ce dont je ne fais que me souvenir étant éveillée, je le vois actuellement, en faisant quelques efforts, avec autant de clarté que les choses ou les personnes qui m'entourent. »

III. Cette réponse ne pouvait manquer d'être suivie de nouvelles questions. Je fis observer à ma somnambule que peut-être elle ne démêlait pas bien ici le véritable objet de la mémoire. « Car, cet objet, lui dis-je, ne consiste pas précisément dans les choses extérieures, mais dans les pensées que nous avons eues à leur occasion, ou, autrement dit, dans les faits de conscience, pour employer le langage philosophique. Or, puisque vous rapportez, comme vous le feriez dans la veille, ces pensées, ces faits de conscience à tel ou tel temps, il y a réellement mémoire en vous, non pas sans doute dans le sens vulgaire du mot, mais dans le sens philosophique.

» — Comme vous voudrez, répondit-elle; mais arrêtons-nous au sens vulgaire d'abord. N'est-il pas vrai que vous ne voyez, en ce moment, que d'une manière confuse et vague, ce que vous avez fait il y a dix ou vingt ans? Choisissez un événement quelconque de votre vie; par exemple, le jour de votre arrivée à Paris, celui où vous avez été reçu docteur... Tout cela n'est-il pas un peu confus et mêlé dans votre esprit? Et pourquoi? C'est que vous n'êtes plus en présence de ces faits; votre intelligence n'est pas activée par les sens, comme elle l'était alors. Une foule de circonstances vous échappent; il ne vous en reste de présentes à l'esprit qu'un petit nombre. Or, c'est ce petit nombre qui me paraît être l'objet de votre mémoire. Vous pouvez lui en donner un autre, si vous voulez; cela ne fait rien à la question. Toujours est-il que vous ne voyez qu'imparfaitement, ou, comme vous le dites, que *vous vous souvenez*.

» Pour moi, si vous voulez m'aider un instant de votre pensée, et me laisser quelques minutes de réflexion, je m'en vais vous raconter tel ou tel fait de votre vie que vous m'indiquerez, avec autant de suite et de détails que s'il se passait sous mes yeux. Quant à ce qui m'est arrivé à moi-même, je le retrouve avec bien plus de facilité encore. C'est en ce sens que je dis qu'il n'y a pas, à proprement parler, mémoire en moi ; car, l'objet qu'on donne vulgairement à cette faculté m'est aussi visible que s'il m'était présent. Vous souvenez-vous d'une singulière méprise où me fit tomber un jour ce privilége de voir une chose passée, comme si elle était actuelle? — J'avais entre les mains une lettre venue des Indes, et l'on me demanda quelle heure il était à peu près dans ce pays. Là-dessus, m'imaginant qu'on voulait parler de l'heure du jour où la lettre avait été écrite, je répondis que, pour l'heure précise, je ne pouvais pas la dire, mais que le soleil commençait à s'y lever ; ce qui fit sourire quelqu'un qui avait voyagé dans ce pays-là. Je m'aperçus bientôt de mon erreur, si c'en était une ; et je vis que ce n'était pas l'heure du jour où la lettre avait été écrite, mais l'heure du jour actuel, l'heure présente qu'on m'avait demandée. Je n'eus pas de peine à rassurer le voyageur sur le compte de ma lucidité, en lui disant qu'il faisait nuit là où il m'avait envoyé, et qu'il y était à peu près sept heures du soir ; ce qu'il put vérifier sur-le-champ par ses calculs. — Ainsi, ma vue avait été la même pour le jour de la lettre et pour le jour présent. Je vous le répète, c'est en ce sens que je dis qu'il n'y a pas mémoire. Maintenant, donnez pour objet à cette faculté nos pensées, nos sentiments, les faits de conscience, il y aura mémoire en ce sens que je rapporterai chaque pensée à son temps, sans rien confondre ; comme cela a lieu pour les choses extérieures, que je puis également rapporter à certaines époques. Mais vous devez comprendre ce que j'ai voulu dire. »

IV. « Mais comment pouvez-vous voir, aussi bien que si elles étaient présentes, des choses qui, de fait, n'existent plus ?

— Vous sortez un peu de la question ; ce n'est pas précisément ce qu'il s'agit de démêler ici ; et, d'ailleurs, il me serait aussi impossible, à moi, de vous le dire, qu'à vous de le comprendre. En effet, comment se fait-il que vous ayez devant l'esprit une chose à laquelle vous donnez une existence passée? Vous dites : Je ne vois pas cette chose, je m'en souviens ; mais ce n'est pas là répondre. Je dis, moi, que vous voyez en vous souvenant, bien que d'une manière imparfaite. Car, si vous ne voyiez rien, si vous n'aviez de nouveau présente à l'esprit cette pensée que vous avez eue autrefois, cette action que vous avez faite, comment pourriez-vous seulement en parler? Ainsi, la difficulté serait la même, et pour l'état naturel, et pour l'état magnétique. Je la laisse de côté ; car je m'y perdrais. Ce qu'il y a de certain, c'est que l'on voit dans le passé : vous, d'une manière incomparablement moins distincte que moi, et c'est pourquoi je dis que vous vous souvenez ; moi, d'une manière aussi nette que si je voyais une chose présente, et c'est ce qui me fait dire que la mémoire n'existe plus en moi, ou, si vous aimez mieux, qu'elle ne s'y exerce pas de la même sorte. Je connais actuellement et ce que j'ai fait dans l'état magnétique, et ce que j'ai fait dans l'état ordinaire, parce que mes moyens de connaître sont les mêmes à l'égard de l'un et de l'autre état. Mais, il n'en est pas ainsi, dans l'état ordinaire, à l'égard de l'état magnétique.....

— Avant d'en venir là, lui dis-je en l'interrompant, puisque vous portez aujourd'hui tant de lucidité dans ces problèmes psychologiques, vous allez me donner encore un éclaircissement sur le point qui nous occupe. On connaît le passé; c'est un fait que j'accepte. Mais, d'où vient que cette connaissance, dans l'état magnétique, est moins un souvenir qu'une sorte d'intuition directe?

— C'est assez difficile à expliquer, reprit-elle; je vais essayer, toutefois. La question que vous me faites maintenant est bien différente de celle que vous me posiez tout à l'heure. Cherchez à m'aider, en vous hâtant de comprendre, et en venant à mon secours pour les mots qui pourraient me manquer. Quand on est sous la dépendance des sens, comme j'y étais moi-même avant d'être magnétisée, non-seulement on est fixé en tel lieu, mais on est encore fixé en tel instant. On a beau faire pour franchir cette double limite du temps et de l'espace; on est sans cesse ramené *à son lieu, au lieu qu'occupe le corps*, par l'action des objets environnants; on est sans cesse ramené à l'*instant présent* par les sensations qui se succèdent en nous, à leur occasion. Le fluide vital est non-seulement divisé, et, en quelque sorte, spécialisé par les sens; mais encore il est employé, mis en œuvre, malgré nous. On se trouve posé là, dans un cercle de sensations dont on ne peut sortir. Dans l'état magnétique, c'est tout autre chose ; car le fluide ne se divise plus alors comme dans la veille, et, de plus, il est comme stationnaire, attendant les ordres de la volonté : deux conditions qu'il ne faut jamais perdre de vue.

» Ainsi, lorsque je suis magnétisée, je puis me rendre présente en un lieu où mon corps n'est pas, le fluide magnétique portant, avec lui, tous mes moyens de connaître provenant des sens ; j'échappe donc, sous ce rapport, aux lois ordinaires de l'espace. Eh bien ! de même que je ne suis plus, en cet état, fixée dans tel ou tel lieu, mais que j'en change à mon gré ; de même, je ne suis pas non plus fixée dans tel ou tel instant. Je me sépare complétement des objets qui m'entourent ; ce que vous, vous ne pouvez faire, votre fluide se trouvant mis en œuvre là où vous êtes, comme fatalement et malgré vous. Moi, je ne reçois plus de ces objets aucune sensation, et, par suite, j'en suis isolée, je n'y pense plus. Que reste-t-il alors de commun entre eux et moi ? Ils me deviennent comme étrangers ; ils conservent leur instant propre, qui n'est plus, en quelque sorte, le mien, puisque je ne suis plus affectée par eux, et que la relation des instants s'établit à l'occasion de sensations que je n'éprouve plus. Ainsi, me voilà comme sortie de l'instant présent, ou plutôt, pouvant en occuper plusieurs à la fois ; or, quand je remonte la chaîne de ces instants, celui auquel je pense, auquel répond tel ou tel fait passé, me devient présent, et je prends le dernier, pour me servir de point de départ ; c'est l'instant actuel, par rapport à vous... Oh ! que cela est difficile à faire comprendre ! et, pourtant, il me semble concevoir la chose.

» Comparons l'instant actuel au lieu qu'occupe mon corps. Je ne cesse pas d'être matériellement présente en ce lieu, quand je m'en vais voyager ailleurs; en même temps je suis présente aux nouveaux lieux que je visite. Vous voyez donc que je puis occuper, en quelque sorte, plusieurs lieux ; celui où est mon corps qui me servira de terme de comparaison, et ceux que je parcours au loin. Eh bien, c'est la même chose pour les instants. Je ne suis plus retenue et clouée au présent par les sensations ; ma pensée peut se porter tout entière vers le passé. Il y a un mot qui exprime bien cela, et que votre frère, qui aime la métaphysique, m'a appris : *Je coexiste* à plusieurs instants, en commençant par celui qui est actuel à l'égard du monde extérieur...

» L'exemple suivant éclaircira peut-être ce que je viens de dire sur la mémoire dans l'état magnétique. Figurons-nous un voyageur en route depuis quelque temps, et traversant une vaste contrée. Ce voyageur s'arrête ; et, du point qu'il occupe, se tourne successivement vers le côté d'où il vient et vers celui où il va. En se tournant vers le côté d'où il vient, ses yeux embrassent une certaine étendue de pays, qu'on peut considérer comme lui étant présente; cette étendue sera de trois, cinq ou huit kilomètres, comme vous voudrez... Plus loin, il ne voit rien; cependant, sa pensée s'y reporte d'elle-même. Car, s'il ne voit pas, il se souvient de ce qu'il a vu; les pays qu'il a traversés sont gravés dans sa mémoire. S'il se tourne du côté où il tend, vers le terme de son voyage, il y a encore une certaine étendue de terrain qui s'offre à ses regards et qui lui est présente. Plus loin, il ne découvre rien ; il en est réduit à des conjectures, à des soupçons. Ainsi, notre voyageur, relativement aux pays qu'il s'est proposé de parcourir, *voit, se souvient* et *conjecture*. Supposons maintenant que, du point où il s'est arrêté, il s'élève à une certaine hauteur, en ballon, ou de toute autre manière. Aussitôt l'horizon s'agrandira devant lui ; les pays qu'il a visités lui deviendront de nouveau présents ; il s'en souvenait, il les reverra. A la mémoire succédera la vision directe, qui s'étendra plus ou moins, suivant l'élévation du ballon. Les contrées même qu'il n'a pas encore parcourues se dévoileront à ses yeux, mais en masse et confusément ; ses conjectures antérieures seront confirmées ou modifiées... Voilà une image de l'état magnétique comparé à l'état ordinaire. L'état ordinaire, c'est le voyageur qui voit, se souvient et conjecture ; l'état magnétique, c'est le voyageur voyant directement, bien qu'avec plus ou moins de clarté, et voyant d'autant plus qu'il s'est élevé plus haut. Par l'action magnétique, je m'élève au-dessus de mon état ordinaire. Je ne saurais fixer le degré d'élévation ; mais cela n'est pas nécessaire ici : j'en ai dit assez pour éclaircir, autant qu'il m'est possible, ce que j'ai avancé sur la mémoire dans l'état magnétique. »

V. La séance qui donnait lieu à de semblables explications est une de celles où ma somnambule a montré le plus de sagacité, dans ce qu'on pourrait appeler la philosophie du magnétisme. J'ai rarement assisté à un travail d'intelligence plus rapide. Mais, comment tout cela se rattache-t-il à la question que je m'étais proposé d'examiner, c'est-à-dire à la perte de souvenirs qu'on éprouve en sortant de l'état magnétique? Le rapport est facile à découvrir. Car, en examinant bien ce qu'est devenue la mémoire dans l'état magnétique, on voit que les conditions du souvenir n'y existent plus, comme le disait ma somnambule. La mémoire ne peut se convertir ainsi en une faculté d'intuition, qu'autant qu'elle s'exerce en dehors des sens, qui limitent et fixent au présent.

« Or, continue ma somnambule, le concours des sens est la condition nécessaire de toute pensée capable de prendre place parmi nos souvenirs. Dans l'état de veille, point d'idée sans une sensation qui lui réponde et qui en fixe la date ; l'intelligence alors et la sensibilité marchent de front ; le souvenir est le résultat de l'une autant que de l'autre. D'où vient, par exemple, que vous ne vous souvenez pas de ce que votre âme a pensé dans votre premier sommeil? Cependant, il est certain qu'elle a pensé ; car elle pense toujours ; et je suis tout à fait de l'avis de ceux qui, comme vous me l'avez dit, font consister là son essence. Pourquoi donc les pensées qu'elle a eues ne reviennent-elles plus à votre esprit? C'est qu'elles se sont produites en dehors des voies ordinaires; elles n'ont été accompagnées d'aucune sensation ; vos sens, en un mot, n'y ont pas concouru. Dès lors tout souvenir à leur égard est devenu impossible. Pourquoi le somnambule naturel ne garde-t-il aucun souvenir, lui aussi, de ce qu'il a dit ou fait dans ses excursions nocturnes? La raison est la même; c'est une loi de notre condition présente.

» Ce que je viens de dire des pensées de l'âme, lorsque le sommeil est très profond, ou qu'il y a somnambulisme naturel, s'applique à ce que je pense en ce moment. Les sens n'y concourent qu'autant qu'ils me servent à m'exprimer ; ce sont des instruments mécaniques. Je n'éprouve, d'ailleurs, aucune sensation comparable à celles de la veille; de sorte que, revenue à mon état ordinaire, mes pensées *magnétiques* sont pour moi comme celles dont on a eu l'esprit occupé dans le premier sommeil, ou dans le somnambulisme. Elles ne peuvent avoir écho, parmi mes pensées ordinaires, que précède ou accompagne toujours la sensation. Si je me souvenais au réveil, c'est que je ne serais pas maintenant dans l'état magnétique complet. Il y a des somnambules qui se souviennent naturellement, je le sais; mais, c'est que, chez eux, les sens ne sont qu'à moitié engourdis. Pour me souvenir, il faudrait introduire, momentanément, l'état ordinaire dans l'état magnétique, et ranger, pour ainsi dire, mes pensées magnétiques sur la même ligne que mes pensées ordinaires; or, je n'exerce pas, sur mes sensations, un empire suffisant pour cela. »

VI. Cette perte de souvenirs occasionne souvent des scènes fort curieuses. Je vais en rapporter un exemple que j'emprunte à M. Chardel :

« Mes deux somnambules, dit-il, étaient sœurs.
» J'exécutais leurs prescriptions, et je cédais aussi

» quelquefois à leurs caprices. Nous étions au mois de » janvier; la neige couvrait la terre, et, chaque matin, » je les magnétisais régulièrement pendant une heure. » Un jour que mes somnambules souffraient plus que » de coutume, elles me prièrent de les laisser dans » l'état magnétique. Le lendemain, quand je revins, » elles y étaient encore; car elles avaient dormi et » s'étaient réveillées sans retourner à la vie ordinaire. » Je remarquai seulement que les paupières s'appe- » santissaient, et que la vue commençait à se troubler. » Je renouvelai le magnétisme; et, à leur prière, je » les laissai en somnambulisme comme la veille. Cet » ordre de choses se prolongea des jours, des semaines » et des mois. Cependant, les accidents qui l'avaient » motivé s'étaient successivement dissipés, et la santé » offrait même des améliorations très satisfaisantes. » Nous étions arrivés au temps des fleurs, le printemps » brillait de tout son éclat; et, dans une belle journée » d'avril, je conduisis mes somnambules et leur mère » dans le parc de Monceaux. La promenade n'en était » pas publique; mais j'avais obtenu une carte d'entrée. » Il me vint à la pensée d'éveiller mes somnambules au » bord de l'eau, sous des touffes de lilas et de cytises, » qui dominaient les restes d'un édifice en ruines. Je » dus à cette fantaisie une des plus agréables mati- » nées de ma vie. Qu'on se figure la surprise, ou plu- » tôt l'enchantement de deux jeunes personnes qui » s'étaient endormies entourées de neige, et que » j'éveillais au milieu des fleurs : transportées comme » par miracle dans un lieu charmant où le printemps » exhalait l'espérance et le plaisir, elles se hâtaient

» d'en jouir et respiraient avec délices l'air doux et » parfumé qui circulait autour d'elles. La plus jeune, » dans sa joie, foulait l'herbe naissante en sautant » dans la prairie, et courait d'un buisson à l'autre, » pour en rapporter quelque nouveau butin. C'était » une véritable ivresse, que le cours de la vie ordi- » naire ne peut jamais offrir. »

Je pourrais multiplier ces exemples, si le phénomène de l'oubli, chez les sujets lucides revenant à la veille, n'était un fait aussi constant, aussi connu. Ma somnambule, aussitôt qu'elle sort de l'état magnétique, jette les yeux sur la pendule, pour se mettre au courant des heures qui se sont écoulées depuis la magnétisation. Étant restée, une fois, quatre jours en cet état, par suite d'un accident dont elle avait été victime, elle s'éveilla guérie, mais si désorientée, qu'elle se crut assez longtemps le jouet d'une profonde illusion.

VII. J'ai dit plus haut que cette absence de souvenirs souffrait quelques exceptions; on en conçoit déjà, si je ne me trompe, la possibilité. En effet, si la condition nécessaire pour la conservation d'une pensée est que les sens y aient concouru, en faisant suivre cette pensée de la sensation qui y répond dans l'état de veille, elle rentre, par là même, dans l'ordre commun, et tombe sous le domaine de la mémoire. Cependant, cette condition peut ne pas suffire. Car, nous sommes assaillis, à tout moment, d'une foule d'idées accompagnées de sensations, et qui, pourtant, ne laissent aucune trace distincte dans l'esprit.

C'est qu'il faut encore que l'attention se fixe sur l'idée à retenir plutôt que sur toute autre, qui importe peu. Ainsi, qu'un magnétiseur impose à son sujet de garder, au retour à la vie commune, le souvenir de telle ou telle pensée ; le sujet agira d'abord sur son cerveau, pour éprouver la même sensation que s'il avait eu cette pensée dans l'état ordinaire ; ensuite, il y réfléchira d'une manière particulière, pour graver plus fortement cette pensée dans son esprit. Dès lors elle peut lui revenir et être reconnue ; elle a laissé des traces de son passage.

Toutefois, même en réunissant ces diverses conditions, le souvenir obtenu, outre qu'il fatigue le sujet et déroge à l'ordre, sera moins un souvenir proprement dit qu'une réminiscence peu susceptible de certitude. Le sujet conservera bien l'idée de la chose qu'il doit se rappeler ; mais où, et comment cette idée lui est-elle venue ? Voilà ce qu'il ne pourra guère savoir. Toutes les pensées qui précèdent et celles qui suivent s'étant effacées, l'idée, confiée spécialement et arbitrairement à la mémoire, se présentera seule et isolée, sans se rattacher à rien. Souvent même, certaines indications, capables de la réveiller, deviendront nécessaires.

Je fis un jour visiter le Havre à ma somnambule, dans son état lucide. Elle ne connaissait pas cette ville, et devait y faire un voyage. Parmi les choses qui la frappèrent, et dont elle donna, de Paris, une description détaillée, se trouvait un magnifique paquebot américain, qui arrivait en ce moment même au port. Le personnel, à part quelques officiers, en était composé de noirs; ce qui le fit remarquer de préférence à ma somnambule. Je lui dis alors de bien examiner ce paquebot, et d'en conserver, étant éveillée, le souvenir. Huit jours après, se trouvant au Havre, et parcourant en personne les quais de cette ville, elle s'écria tout à coup : « Voilà un vaisseau que j'ai déjà vu ! » En même temps son doigt l'indiquait, et ses regards y restaient comme attachés. Sachant qu'elle ne connaissait pas le Havre, ni même aucun port de mer, j'essayai de lui démontrer qu'elle ne pouvait avoir vu ce vaisseau nulle part. « Je ne sais, reprit-elle, où je l'ai vu, ni en quelles circonstances je l'ai vu ; mais enfin je le reconnais ; je puis même vous dire ce qu'il a de particulier. » Comme j'insistais, elle parut hésiter et dit : « Je suis folle peut-être ; je croyais avoir vu ce vaisseau déjà. » C'était, en effet, un paquebot américain, exactement conforme à la description qu'elle en avait faite, et que j'avais conservée par écrit.

VIII. Les personnes qui viennent d'être magnétisées ont ordinairement le cerveau très fatigué. Il y a un danger réel pour elles à rester longtemps en cet état, surtout si elles sont beaucoup questionnées. Sans parler de la pression de ce fluide étranger qui domine leur système nerveux, leur intelligence étant plus active, se trouvant en rapport avec une foule d'objets nouveaux, embrassant une grande multiplicité de points de vue, réagit avec plus de force sur le cerveau pour reproduire tant d'idées, tant d'impressions diverses. Le mécanisme de cet organe s'use plus rapidement, les mouvements qui s'y produisent étant plus nombreux et plus compliqués; le fluide se dépense au delà des proportions ordinaires. Aussi, les somnambules, de retour à la vie commune, restent-ils, quelque temps, à peu près incapables de s'appliquer d'une manière sérieuse, et même de soutenir une conversation suivie.

Mais, peu à peu, l'âme reprend son assiette naturelle; les fonctions des sens recommencent; l'usage de la vie se régularise, et l'équilibre entre les facultés, suspendu par l'action magnétique, se rétablit complétement.

CHAPITRE VIII.

DE LA FACULTÉ DE PRÉVISION. — DOUBLE QUESTION A CE SUJET.

I. On trouve, dans le *Deutéronome*, au commencement du chapitre XIII, les paroles suivantes, adressées par Moïse au peuple de Dieu :

« S'il s'élève (1), au milieu de vous, un prophète

(1) 1. *Si surrexerit in medio tui prophetes, aut qui somnium vidisse se dicat, et prædixerit signum atque portentum;*

2. *Et evenerit quod locutus est, et dixerit tibi : Eamus et sequamur deos alienos quos ignoras, et serviamus eis :*

3. *Non audies verba prophetæ illius aut somniatoris : quia tentat vos Dominus Deus vester, ut palam fiat utrum diligatis eum an non, in toto corde et in tota anima vestra.*

. . . .

5. *Propheta autem ille aut fictor somniorum interficietur.....*

» ou quelqu'un qui dise avoir eu une vision en songe, » et qui prédise quelque chose d'extraordinaire et de » prodigieux ; et que ce qu'il avait prédit, arrive, et » qu'en même temps il vous dise : Allons, suivons les » dieux étrangers qui vous sont inconnus, et servons-» les. Vous n'écouterez point les paroles de ce pro-» phète ou de ce songeur ; parce que c'est le seigneur » votre Dieu qui vous éprouve, afin qu'il paraisse » clairement si vous l'aimez ou non, de tout votre » cœur et de toute votre âme....... Mais ce prophète » ou inventeur de songes sera mis à mort. »

Et pour quel motif un si terrible châtiment ? Est-ce parce qu'il s'est mêlé de prédire, et que l'événement a justifié ses prédictions ? Non, sans doute ; mais parce qu'il a dit aux enfants d'Israël : *Allons, suivons les dieux étrangers ;* là est tout son crime, aux yeux du législateur des Hébreux. — Rien n'est plus sage que ce précepte de Moïse ; on ne doit maudire le prophète, quel qu'il soit, que sur les conclusions qu'il tire lui-même de sa science.

II. La faculté de prévision est, sans contredit, une des plus merveilleuses de l'état magnétique. Il n'y en a pas qui lui réponde parmi celles de l'état de veille, et c'est ce qui fait que, niée par les uns, elle accuse évidemment, suivant les autres, une influence surhumaine, dont il serait impossible, en pareil cas, de contester la réalité. — De là deux points de vue, sous lesquels la prévision peut être envisagée. Cette faculté existe-t-elle ? C'est là une question de fait et d'expérience. Si elle existe, peut-on concevoir qu'elle appartienne à l'état magnétique, comme celle de voir les objets extérieurs autrement que par le secours de ses sens? C'est la question de théorie ou de droit, comme dirait un logicien, sur laquelle je serai d'une extrême réserve, n'avançant rien qui ne ressorte assez clairement de la nature de l'état magnétique, tel que nous le connaissons déjà.

La faculté de prévision peut s'exercer de deux manières : par voie indirecte ou de calcul, et par voie directe ou d'intuition. Ma somnambule se déclare pour la voie d'intuition. « Car, dit-elle, si les sujets lucides prévoyaient seulement parce que, jouissant de lumières plus hautes, ils sont plus capables de combiner et de raisonner, cela pourrait bien encore s'appeler de la prévision ; mais une telle prévision ne serait plus particulière à l'état magnétique. Pour la prévision telle que je l'entends, il faut une sorte d'intuition directe, et non des conjectures plus ou moins probables, déduites de causes antérieurement connues. »

Mais, sans nous arrêter à ces deux manières de voir, revenons à la question qu'il s'agit d'examiner en premier lieu. Y a-t-il, chez les sujets lucides, une faculté de prévision ? Plusieurs faits, dont j'ai été témoin, me permettent de répondre affirmativement. Laissons de côté les exagérations dans lesquelles plusieurs personnes paraissent être tombées à ce sujet ; peu importe, d'ailleurs, le degré de développement possible de cette faculté ; l'essentiel est qu'elle existe.

J'ai déjà fait observer que la lucidité n'est pas moins prouvée par la vue d'un objet voisin, lorsque les sens n'y concourent pas, que par celle d'un objet considérablement éloigné. Il en est de même pour la prévision; les plus petits faits, bien constatés, l'établissent comme les plus éclatants. Je déclare même n'avoir jamais essayé beaucoup d'expériences sur ce point, ma somnambule manifestant une répugnance invincible pour toutes les questions où le seul mot d'avenir était prononcé. Ce n'est jamais qu'en passant, et comme par distraction, qu'elle a laissé échapper quelques paroles révélatrices d'une faculté qu'elle n'aimait pas à montrer.

III. Commençons par un fait très simple. Ma somnambule devait faire un voyage à Toul, en Lorraine. Comme elle se trouvait magnétisée la veille du départ, l'idée me vint de lui demander à quelle heure elle arriverait : « A quatre heures et quart, répondit-elle, et par un temps affreux. » Or, avant et après la magnétisation, elle était bien persuadée de ne pouvoir arriver qu'à six heures.

Lorsqu'elle fut éveillée, je me gardai bien de lui faire part de ce qu'elle avait prédit, et la priai simplement de m'écrire l'heure précise de son arrivée. Or, les premiers mots de sa lettre, en démentant les conjectures de la personne éveillée, confirmèrent les prévisions de la somnambule.

Voici un autre fait un peu plus saillant. Dans les premiers temps qu'elle était magnétisée, au milieu d'une séance, et sans aucune question préliminaire, elle me dit : « Dans huit jours, à deux ou trois heures du soir, je manquerai d'être asphyxiée, si je vais chez ma blanchisseuse. Il faudrait que l'on me prévînt, lorsque je serai éveillée..... Mais on ne me préviendra pas, ou, si l'on me prévient, ce ne sera pas comme il faut. »

Je ne prêtai pas grande attention à ces paroles, d'autant que j'étais alors un peu incrédule sur la véracité de ces sortes de prévisions. Toutefois, ayant entendu dire que les somnambules se trompent moins souvent sur leur propre compte que sur celui des autres, je me promis bien de l'avertir, quand il en serait temps. La semaine se passe sans accident. La veille du jour indiqué, je lui recommande de ne pas aller, le lendemain, chez la blanchisseuse; mais, sans lui dire pourquoi. Sa belle-sœur, que j'avais mise au courant de la prévision, lui répète plusieurs fois le même avis, véritable énigme pour elle. Elle finit par répondre : « Eh bien! non, je n'irai pas, puisque vous le voulez. » — Mais, le jour venu, et dans l'après-midi : « Sont-ils étranges ces gens-là, se dit-elle; et pourquoi ne veut-on pas que j'aille chez la blanchisseuse, moi, dont la robe a besoin d'être repassée, pour le bal de ce soir? » Ces réflexions faites, elle hésite, elle balance; enfin, elle part. — Pendant la journée, un peu inquiet, malgré mon incrédulité, je me rends chez son frère, où elle demeurait; on me dit qu'elle est sortie. Mon inquiétude augmente; je cours chez la blanchisseuse; — il était trop tard. Elle en revenait appuyée sur les bras de quelques personnes, tout près de s'évanouir et vomissant à chaque pas. Je la magnétisai le plus tôt qu'il me fut possible, et ses premiers mots furent : « Je vous l'avais bien dit!... » Mais, il ne fallait plus songer qu'au remède, qu'elle se prescrivit elle-même : — il consistait à rester quatre jours magnétisée.

Je n'osais, d'abord, la laisser si longtemps en cet état; cependant, j'y fus obligé, pour faire cesser les vomissements. Ici se présente un phénomène physiologique non moins étonnant que le fait de prévision : c'est que, magnétisée, non-seulement elle ne vomissait pas, mais elle était même sans nausées. Elle avait alors assez d'empire sur son être physique, pour dominer l'irritabilité de l'estomac ; elle mangeait, elle buvait et *elle digérait*. Mais, à peine était-elle rendue à l'état ordinaire, que les vomissements la reprenaient avec une violence effrayante. Quel remarquable exemple de la puissance de la volonté sur les organes, dans l'état magnétique !

Pour en revenir à la prévision, la blanchisseuse, un peu pressée le jour de l'accident, et par je ne sais quelle fatalité, avait rempli ses fourneaux de charbon de terre humide, au lieu de coke, qu'elle brûlait ordinairement. Les tuyaux ne pouvant suffire aux torrents de fumée, la chambre en fut bientôt remplie. Toutes les ouvrières commencèrent à se ressentir des effets de l'asphyxie; l'une d'elles en mourut, et ma somnambule, qui se trouvait là pour attendre sa robe, faillit avoir le même sort, ainsi qu'elle l'avait si bien prévu.

IV. Les deux exemples qui viennent d'être cités ne se rapportent qu'à elle-même; quelquefois, cependant, ses prévisions s'étendaient plus loin.

J'avais à Paris une tante fort âgée, dont elle prédit la mort seize jours à l'avance; elle en fixa même l'heure et la minute, et tout arriva comme elle l'avait annoncé. Toutefois, elle ne me dit pas : Votre tante mourra un tel jour (elle savait qu'en s'exprimant ainsi, elle m'aurait fait beaucoup de peine) ; mais, il m'arrivera, à moi, un malheur, dans seize jours, à huit heures et demie du soir... Il me fut impossible de lui faire dire de quelle nature serait ce malheur, bien que les somnambules confient assez facilement toutes choses à celui qui les magnétise.

Comme j'insistais un jour : « Je vous en prie, me dit-elle, ne me tourmentez pas, vous saurez bientôt ce que vous me demandez sans cesse. Après-demain, je m'endormirai chez vous, sans que vous me magnétisiez, à l'heure même du malheur. Et qu'on ne me laisse pas sortir auparavant ; car, je pourrais bien m'endormir en route ou sur les escaliers ; ce qui effrayerait les gens de la maison. » Je lui répondis qu'elle n'avait rien à craindre sur ce point : puisque, sachant le jour et l'heure, je viendrai la chercher moi-même chez son frère ; et que, dès lors, elle ne courait aucun risque d'une magnétisation imprévue.

« Vous avez beau faire, reprit-elle, à huit heures et demie, ce sera fait ; et gardez-vous de venir me chercher, car je serai chez vous. » — Le jour fixé arrive enfin ; il est sept heures du soir ; ma pauvre tante est sur le point de rendre le dernier soupir. Mademoiselle Marie, ma somnambule, qui ne devait pas venir chez moi ce jour-là, arrive soudain. « Je ne sais, dit-elle en entrant, ce qui m'a poussée ici. Je ne voulais pas venir ; puis, voilà qu'une force secrète m'a saisie avec tant de violence que j'ai été obligée de courir. » On lui dit alors que ma tante se mourait. A l'instant même, un mal de tête, dont elle était obsédée, se passe; il était huit heures. Elle veut retourner chez son frère, pour revenir passer la nuit auprès de la malade. On s'y oppose ; elle persiste. On lui déclare pour quel motif on ne veut pas qu'elle sorte, et elle consent à rester. Mais, à l'heure précise, elle s'endort; sa poitrine s'enfle plus qu'à l'ordinaire. Enfin, poussant un long soupir, et comme si elle eût voulu se débarrasser d'un poids qui la gênait : « Vous voyez maintenant, me dit-elle, le malheur qui devait me frapper. Je l'avais pris pour moi, et j'en ai éprouvé toute la douleur que vous en éprouverez à votre tour. Je savais bien que tout ce que vous faisiez pour votre tante était inutile; mais je ne voulais pas vous décourager. Oh ! comme j'ai souffert, pour avoir différé de vous faire ce pénible aveu ! » — Je n'ai pas besoin de dire que tous les témoins de cette scène en furent aussi frappés qu'attendris. Dix années d'intervalle n'en ont pas affaibli chez moi la mémoire.

Ce fait de prévision en renferme un autre, non moins digne d'être remarqué : c'est cette magnétisation déterminée à l'avance, et produite sans le concours actuel du magnétiseur.

Il me serait facile de multiplier les exemples de ce genre; mais ceux que je viens de rapporter suffisent pour le but que je me suis proposé, qui est d'établir simplement l'existence d'une faculté de prévision chez les sujets lucides. Je sais bien qu'à côté de ces faits, on pourrait en citer d'autres où leur science prophétique s'est trouvée en défaut. Mais cela ne prouve rien contre la prévision; pas plus que les mauvais raisonnements ne prouvent que l'homme est incapable de raisonner.

V. Maintenant se présente la question de doctrine; il s'agit d'examiner si la possibilité de la prévision ne se trouve pas impliquée dans l'idée même qu'on doit se former de l'état magnétique.

Nous avons vu précédemment que ma somnambule disait : En ce moment, je ne me souviens pas... je vois... ; ensuite, par un rapprochement anticipé, elle ajoutait que, rigoureusement parlant, elle ne prévoyait pas non plus, mais qu'elle voyait. Le lien le plus étroit unit donc la question de la prévision avec celle de la mémoire. Les mêmes raisons, en effet, qui démontrent qu'un fait passé peut devenir présent à l'esprit, prouvent aussi, ce semble, que cela n'est pas impossible à l'égard d'un événement futur.

Un philosophe a dit : « La connaissance du passé, » que nous devons à la mémoire, me paraît aussi diffi- » cile à expliquer que le serait la connaissance intuitive » de l'avenir. » Et la raison qu'il en donnait, c'est que, « le présent, dans lequel nous sommes, a la même » relation avec l'un et avec l'autre. » Or, on sait, comment la relation du présent avec le passé se trouve modifiée chez les personnes magnétisées. Mais, si cette relation ne diffère pas, en soi, de celle du même présent avec l'avenir, on ne saurait, ce semble, modifier l'une sans modifier aussi l'autre, en quelque façon; la conséquence me paraît assez rigoureuse, une fois admise l'identité de relation.

Dans l'état naturel, suivant ma somnambule, on est presque toujours fixé sur un seul point ; on n'occupe qu'un anneau de la chaîne des instants ; et la raison en est dans les sensations, qui ne sont autre chose que les divers états dans lesquels on se trouve, par rapport au monde extérieur. Ces états sont successifs ; de là cette distinction naturelle qui s'établit entre eux. La sensation, c'est-à-dire le développement involontaire du fluide au moyen des sens, est donc le principe essentiellement limitant de l'état de veille. C'est elle qui nous fait vivre, pour ainsi dire, petit à petit, voir et connaître petit à petit. Qu'une âme cesse d'y être soumise, dès lors les distinctions d'avenir et de passé s'effacent un peu pour elle, quant à la possibilité de voir en l'un comme dans l'autre. Je dis, quant à la possibilité : car, il y a ensuite une extrême différence entre l'exercice de la prévision et celui de la mémoire magnétique, ainsi qu'on le montrera bientôt.

VI. « Quand on est bien magnétisé, c'est ma somnambule qui parle, de quelque côté que l'on se tourne, on voit ; tout alors se confond ou peut se confondre en une vue directe. Les faits se présentent à l'esprit, comme les contrées lointaines et voisines s'offrent aux regards de ce voyageur que j'ai supposé s'élevant, dans les airs, à une certaine hauteur, et voyant de là toute l'étendue de pays qu'il a parcouru ou qu'il doit parcourir. Mais, il ne suffit pas de posséder la faculté de voir ; il faut diriger sa vue, et c'est là le point le plus difficile. — Vous savez l'espèce d'indifférence où je suis, à l'égard des objets extérieurs, dans l'état magnétique. L'un ne sollicite pas plus vivement mon attention que l'autre; rien ne me dit de voir par-ci plutôt que de voir par-là. Le fluide n'est plus mis en œuvre de lui-même, à la suite des impressions organiques, comme lorsque je suis éveillée. Il est là, sous ma main, attendant mes ordres. Or, pour l'employer, il me faut quelque chose qui me tire de mon indifférence; il me faut des signes, des indices capables de me diriger. Représentez-vous bien cet état, et demandez-moi de visiter un pays lointain, très lointain, par exemple, une île égarée de l'Océan. Vous ne savez pas vous-même où est cette île; il n'y a près de moi personne qui en vienne. Je n'ai aucun objet qui en ait été rapporté. Pas de signes ou d'indices, et cependant vous voulez que je vous fasse la description de cette île. Mais comment la trouver? Rien ne me pousse d'un côté plutôt que de l'autre. Ne sentez-vous pas qu'alors mon fluide s'exerce à l'aventure, et que, si je rencontre l'île en question, ce sera par hasard? Que de choses à voir en ce monde autres que cette île perdue dans l'immensité des mers! En supposant même que je la trouve, ce qui est assez peu vraisemblable, pourrai-je vous dire : la voilà? Non; ce serait supposer que vous en avez déjà quelque connaissance. — Ce que je dis d'un objet lointain, à voir sans indication, peut s'appliquer à la vue de l'avenir, et quelquefois à celle du passé. Mais, en général, pour le passé, les indications ne manquent pas; il y a, dans les esprits, un travail tout fait, dont on s'empare et qui peut diriger. Aussi comparerai-je la vue du passé à celle d'un pays éloigné, qu'on visite avec des gens qui le connaissent déjà, et où toutes sortes d'enseignes, placées le long des chemins, fixent et dirigent la vue, abrégent les recherches, nomment les villes et les bourgs par où l'on passe. L'avenir, au contraire, c'est comme un immense pays plat, qu'on embrasse de l'œil, jusqu'à un certain point, mais où rien ne fixe et ne détermine l'attention. On voit, et l'on ne saurait exprimer ce que l'on voit; j'en excepte certains cas: par exemple, s'il s'agissait du sujet lucide lui-même, ou de certains faits dont le présent est comme chargé, et qui sont sur le point de voir le jour. Dans cet avenir, il y a une foule de choses qui ont, pour ainsi parler, un égal droit à être dites; il faut faire un choix nécessairement; il faut nommer, il faut calculer : toutes choses que l'on trouve faites, quand on se tourne vers le passé. Est-il donc étonnant qu'on prenne alors une chose pour une autre, que l'on confonde parfois les événements, et qu'on ne tienne pas toujours compte des intervalles? — Voulez-vous, d'ailleurs, que je vous indique une difficulté dont les hommes ne se doutent pas? C'est la difficulté de nommer ce que l'on voit. Un mot!... Il faut quelquefois cent mille intelligences pour le trouver. Une chose nommée est une chose définie; or, combien y a-t-il, même dans l'histoire, de faits et d'époques non définis, c'est-à-dire qui n'ont pas encore reçu leur nom!...

» Mais je m'arrête; car je ne pourrais jamais dire là-dessus tout ce que je pense. C'en est assez, pour vous donner une idée de l'immense difficulté qu'on trouve à détacher un fait de cette chaîne infinie d'événements, et à lui donner la place qu'il occupera, par la suite, dans l'esprit de ceux qui en seront témoins.

VII. » Je vous ai dit, dans nos entretiens sur la mémoire, que si vous vouliez m'indiquer, en y pensant un peu, tel ou tel fait de votre vie, j'allais vous le raconter avec des détails qui vous échappent maintenant, et tout comme si j'y assistais. C'est qu'en me tournant vers le passé qui vous appartient, parmi la foule de faits qui se présentent à moi, votre esprit me fixe aussitôt sur l'un de ces faits, celui que vous m'indiquez. Je laisse alors de côté tous les autres, et me bornant à celui-là, je le détache de la masse où il est confondu ; il me devient non-seulement présent, mais distinct, grâce à votre pensée qui l'a choisi. Pour l'avenir, au contraire, on est abandonné à soi-même ; rien ne dirige, rien ne fixe ; on se trouve réduit à ses seules forces, au seul travail de son esprit. Sans sortir de ce qui se passe en moi, je puis dire, en même temps, et que je vois, et que je ne vois pas dans l'avenir ; accordez cela comme vous pourrez. Parmi ce dédale de faits qui frappent à la fois mon esprit, je ne sais lequel mettre ici, lequel mettre là. Si je prends un de ces faits et si je le décris, en supposant que vous en soyez vous-même témoin plus tard, pourrez-vous y reconnaître celui que j'avais en vue? La chose est douteuse. Aussi, je m'explique fort bien ces prévisions quelquefois si justes et si nettement formulées, quelquefois, au contraire, si obscures et si extravagantes. Les plus sûres sont celles qui se présentent comme spontanément à l'esprit, et où l'on tombe sur certains faits même assez éloignés, par je ne sais quelle vue supérieure de l'âme, dont on n'a que médiocrement conscience.

» Savez-vous ce qu'il faudrait, pour donner la certitude aux prévisions des personnes lucides, non plus pour certains cas, mais pour tous? Il faudrait que Dieu ou son ange vînt, en quelque sorte, se placer près d'elles, pour leur dire : « Ce que tu vois là-bas, si loin, c'est tel ou tel événement. Ces peuples qui t'apparaissent aussi nombreux que les sables de la mer, ce sont les Assyriens ; cette grande cité que tu vois s'élever sur les bords d'un fleuve, porte le nom de Babylone. Ces guerriers invincibles qui s'apprêtent à en faire le siége, ce sont les Perses, et, à leur tête, tu aperçois Cyrus. Plus loin, vois-tu ce héros qui s'avance, aussi rapide qu'un vent impétueux, et avec une armée si faible en apparence, contre des hordes innombrables? Eh bien, c'est Alexandre; car je sais le nom que ses contemporains lui donneront..... » Je ne veux pas dire que toutes les fois que de semblables prophéties ont été faites, les choses se sont ainsi passées ; mais vous voyez qu'avec le secours divin, la prévision peut acquérir un degré de certitude, dont on ne la croirait pas d'abord capable. Dans ce cas, Dieu ou son ange n'ajouterait pas une nouvelle faculté à celles que je possède déjà ; il m'apprendrait à lire dans l'avenir, mais il ne me donnerait pas des yeux. Ma faculté de voir resterait la même, c'est-à-dire, telle qu'elle est actuellement en moi ; mais il la fixerait, il la réglerait, il l'appliquerait. Ma pensée n'étant plus attachée au présent par les sens, il la porterait à son gré dans l'avenir ou dans le passé. »

CHAPITRE IX.

FLUIDE ET INTELLIGENCE.

I. De même que, dans l'état naturel, il y a des choses que l'on dit être perçues par les sens, et d'autres par l'intelligence pure ; de même il y a, dans l'état magnétique, des objets que l'âme connaît par l'intermédiaire du fluide, et d'autres qu'elle voit par elle-même, sans le secours de son agent.

Cette distinction est essentielle, et, d'ailleurs, très facile à concevoir ; car elle ressort évidemment de la différence que nous avons constatée entre la nature de l'âme et celle du fluide. Par exemple, pour connaître que *deux et deux font quatre*, l'âme n'a pas besoin de fluide. Le somnambule le plus lucide ne voit pas mieux cette vérité que l'homme le plus simple. Le fluide est nécessaire, en ce sens qu'on ne peut formuler une pensée quelconque, sans agir sur le cerveau, et qu'on ne peut agir sur le cerveau que par le fluide ; c'est une des conditions de notre état présent que l'exercice de l'intelligence soit attaché à certains mouvements qui se font dans cet organe. Mais, pour un certain ordre de vérités, l'âme n'envoie pas son agent *sur tel ou tel objet, en tel ou tel lieu ;* elle voit sur-le-champ et par intuition. C'est bien l'âme aussi qui perçoit et connaît les choses matérielles ; mais, comme cette vue exige un développement préalable de fluide, il faut chercher à bien démêler ce qui est alors du domaine propre de l'âme, et ce qui appartient à l'instrument dont elle se sert.

Ainsi, dans les choses matérielles, il y a action de l'âme sur le fluide pour voir l'objet, qui n'est visible qu'à cette condition ; dans les choses morales ou métaphysiques, l'âme agit encore sur le fluide, non pour voir, mais pour exprimer, pour se dire à elle-même et aux autres ce qu'elle voit ; ce qui est bien différent.

II. C'est pour n'avoir pas établi cette distinction capitale, qu'on attribue si souvent au fluide ce qui ne convient rigoureusement qu'à l'intelligence. De même que certains philosophes font tout dériver des sens, de même certains magnétiseurs font tout dériver du fluide. L'erreur est identique, et repose sur le même principe. Sans doute, c'est toujours l'âme qui voit et les objets matériels et les vérités morales ; mais elle n'est en rapport avec les objets matériels que par l'intermédiaire du fluide ; tandis qu'elle saisit et comprend directement les vérités morales, par cela seul qu'étant intelligence, il est dans sa nature de comprendre ce qui est intelligible. Or, qui oserait dire qu'il n'y a d'intelligible que ce qui frappe les sens ? — Monstrueuse erreur, qui n'aboutirait à rien moins qu'à nier Dieu, l'âme humaine et tout ce qu'on ne peut voir de ses yeux et toucher de ses mains !

III. La principale source des difficultés qui s'élèvent sur cette matière, c'est que l'intelligence ne s'exerce jamais isolément en nous, et qu'elle est plus ou moins active, plus ou moins étendue, suivant les modifications actuelles du fluide. Le fait est certain; mais qu'en peut-on conclure, sinon que le fluide est l'instrument obligé de l'âme dans sa condition présente? Mais, si ce fluide, instrument nécessaire de l'âme, est susceptible d'être modifié, n'est-il pas évident qu'il peut devenir, par là même, plus ou moins propre aux opérations que l'âme accomplit par son intermédiaire? Une personne magnétisée comprend mieux et plus facilement; pourquoi? C'est que, chez elle, le fluide ne se dépensant plus au dehors, et s'appliquant tout entier là où sa volonté le dirige, le travail des pensées se fait avec une prodigieuse rapidité; elle peut dès lors apprendre, en quelques heures, ce qui, pour d'autres, exigerait des mois et des années. Si elle s'occupe de choses purement spirituelles, n'étant plus ni distraite par les sens, ni séduite par les fantômes de l'imagination, elle découvre et démêle plus facilement la vérité. S'il s'agit d'un fait, comme elle peut se rendre successivement présente à plusieurs endroits, elle en rassemble aussitôt les causes et les circonstances; puis, profitant des plus faibles indices, non-seulement elle voit ce fait, s'il s'accomplit actuellement, mais elle peut encore le retrouver, avec ses moindres détails, soit dans le passé, soit même dans l'avenir.

CHAPITRE X.

RÉSUMÉ SUR LES FONCTIONS DU FLUIDE VITAL CONSIDÉRÉ COMME SENS UNIQUE DE L'AME.

1. Telles sont les idées que j'ai recueillies, dans mes entretiens avec ma somnambule, sur les phénomènes naturels et les phénomènes magnétiques. Je ne saurais pousser plus loin mes recherches, sans manquer au rôle d'interprète que je me suis imposé. Aussi me bornerai-je, dans ce chapitre, à résumer ce qui a été dit sur les fonctions du fluide vital, considéré comme sens unique de l'âme ; quelques réflexions s'y ajouteront sous forme d'éclaircissements.

Je ne puis m'empêcher d'avouer que ce n'est pas sans une certaine répugnance que moi, médecin, j'ai accepté de semblables idées, pour les livrer à la publicité. Toutes les objections qu'il m'a été possible de faire, je les ai faites, attendant la solution avec calme et m'arrêtant aussitôt que la réponse me paraissait obscure. « Ce fluide vital, dont vous me parlez, disais-je souvent à ma somnambule, mais il échappe à l'expérience sensible, et cela seul rend ou son existence suspecte ou sa nature impénétrable; mais on ne conçoit guère, comment il peut remplir ce rôle de médiateur entre l'âme et le corps que vous lui assignez ; mais en l'admettant, on semble renouveler, sous un autre nom, les *esprits animaux* de Descartes, hypothèse jugée ridicule et bannie depuis longtemps de la science ; mais vous mettez le fluide vital à la place du fluide nerveux, c'est-à-dire vous changez une *inconnue* pour une autre *inconnue*, ou plutôt pour deux *inconnues;* puisque, selon vous, le fluide vital et le fluide nerveux sont très distincts l'un de l'autre, et remplissent des fonctions très différentes... »

Toutes ces difficultés générales, et d'autres plus particulières, qu'il serait inutile d'énumérer ici, s'évanouissaient en face des solutions que je recevais; et, d'ailleurs, les faits étaient là, aussi inflexibles qu'une barre de fer, suivant l'expression d'un grand écrivain; puis, à force d'interroger ma somnambule, dont la lucidité devenait de plus en plus grande dans ces questions, à force de discuter et de comparer ce qu'elle m'alléguait, je voyais jaillir de ses réponses une théorie qui me paraissait jeter des lumières nouvelles sur le magnétisme. Ce fut alors que je pris le parti de rédiger le résultat de nos communes recherches, sans autre dessein que celui de répandre quelques idées justes sur une matière aussi intéressante par elle-même que difficile à pénétrer.

II. « Si le mot de fluide vital vous choque, disait-elle, laissez celui de *fluide nerveux;* choisissez *agent intermédiaire;* en un mot, trouvez un terme qui vous paraisse plus scientifique. Ce qui est certain, c'est qu'il y a réellement en nous quelque chose qui nous sert à mouvoir nos organes, et à recueillir les sensations se produisant à la suite des impressions organiques; ce qui est encore certain pour moi, c'est que ce quelque chose n'est ni l'âme, ni le fluide nerveux ou fluide des nerfs, et qu'il n'y a pas de terme qui exprime mieux à la fois sa nature et ses fonctions que celui de fluide vital. »

Elle allait plus loin, et, par des raisons qui ne manquaient pas d'une certaine portée philosophique, elle essayait presque de démontrer *à priori* l'existence de ce fluide, indépendamment des faits qui l'établissent. Voici un abrégé de ses réponses à ce sujet :

« Avant tout, disait-elle, il faut admettre qu'il y a en nous un principe simple et spirituel, une âme seule capable de comprendre, d'aimer et de raisonner. Vous sentez bien que si vous bronchez là-dessus, il est inutile d'aller plus loin ; ce qu'il y a de mieux à faire, est de s'arrêter ; le reste serait inintelligible sans cela......

» Une fois l'existence de notre âme admise, je dis qu'il y a des choses qu'elle peut voir et connaître, par cela seul qu'elle est une âme, une intelligence. *Dieu existe*, voilà une vérité qui ne dépend ni du temps, ni du lieu, et que toute intelligence voit du premier coup, qu'elle le manifeste ou non, sans l'intermédiaire d'aucun fluide. Je pourrais vous citer d'autres vérités semblables, mais il suffit ; vous comprenez ma pensée.

» Maintenant, cette âme est logée dans un corps qui vient prendre place et faire nombre parmi les êtres physiques. Mais, puisque Dieu a voulu qu'ainsi incorporée, elle fût en rapport avec ces êtres, ne fallait-il pas qu'il lui en donnât les moyens ? Ne fallait-il pas qu'il lui ouvrît, en quelque sorte, ce monde où elle était et où elle demeure étrangère ? Faites là-dessus toutes les hypothèses qu'il vous plaira ; vous arriverez toujours à *un quelque chose* qui informera l'âme soit de l'existence, soit des différentes propriétés des corps. Or, ce quelque chose, je puis bien l'appeler fluide vital. — Les sens, par lesquels se répand ce fluide, sont comme autant de fenêtres qui donnent sur le monde extérieur, et par chacune desquelles passent des objets différents. De même que la lumière se trouve modifiée en traversant des verres d'inégale transparence ; de même, le fluide vital se diversifie, pour ainsi dire, suivant la disposition des nerfs qui le transmettent. Mais, il n'en est pas moins vrai que, au point central d'où il rayonne, il est un, absolument un, et renferme en principe toutes les notions qui seront ensuite départies aux sens ; de sorte que, si l'on pouvait le saisir à ce point, et lui intercepter tout passage à travers le système nerveux, il rayonnerait en masse, et non plus diversement modifié, comme auparavant...

III. » Venons aux faits maintenant, à l'expérience. Si je vous demandais comment vous savez qu'il y a là, devant vous, une table, plus loin un arbre, une maison....., et que votre réponse fût que c'est uniquement parce que vous êtes impressionné par ces divers objets, je vous démentirais de toutes mes forces. La connaissance des choses extérieures vient à la suite de l'impression qu'elles font sur les organes des sens ; mais l'impression, à elle seule, n'amène pas cette connaissance. En ce moment, je suis impressionnée, tout comme vous, par ce tableau qui est en face de moi ; car je puis ouvrir les yeux, et, en les ouvrant, le tableau vient y former son image sur la rétine. Cependant, si je ne savais déjà qu'il y a là un tableau, je ne m'en douterais pas, à m'en tenir au seul ébranlement organique. Il y a donc autre chose que des impressions dans nos rapports avec les objets du dehors; un agent particulier y intervient, dont il faut tenir compte; l'observation la plus vulgaire et la plus immédiate suffit pour le démontrer. Si, les organes étant sains d'ailleurs, l'impression physique pouvait une seule fois établir, par elle-même, la communication avec le monde extérieur, jamais elle ne perdrait ce privilége; il y aurait communication, toutes les fois qu'il y a impression; ce qui est démenti par l'expérience, comme vous le savez.

» Allons plus loin. Je suis impressionnée, sans me trouver en rapport avec l'objet qui m'impressionne; c'est un fait admis, constaté. Un autre fait non moins important, c'est que je n'éprouve plus les mêmes sensations que dans la veille. Je ne sens plus, rigoureusement parlant; c'est-à-dire, je ne vois plus, je n'entends plus, je ne touche plus; il n'y a d'exception pour aucun sens dans l'état magnétique complet. Et la raison de cela? Est-ce que vous avez anéanti, en me magnétisant, ce par quoi je voyais, ce par quoi j'entendais, ce par quoi je touchais? Non, sans doute; vous n'avez rien anéanti, vous ne pouvez rien anéantir. L'agent qui me faisait connaître ou sentir de cinq manières différentes, reste donc en moi; la preuve, c'est que bientôt, à mon retour à l'état naturel, je pourrai de nouveau voir, entendre et toucher; je puis même le faire en ce moment, comme nous l'avons expliqué ailleurs. Si cet agent reste en moi, que fait-il actuellement? Il se repose, direz-vous; mais alors, comment puis-je savoir ce qui se passe autour de moi, ce qui se passe à dix lieues, à cinquante, à cent, plus loin même, pourvu que je sois bien dirigée et qu'on m'indique nettement les personnes ou les objets à voir? Croyez-vous que j'aie recours à un nouvel agent? Mais où l'aurais-je pris, ce nouvel agent? Prétendriez-vous me l'avoir donné? — Mais, vous ne pouvez me donner que ce que vous avez. — Est-ce que vous auriez mis à ma disposition un petit être, ange ou démon, invisible, impalpable, pour me dicter mes paroles et pour voyager, au gré de mes désirs, dans les pays lointains? — Ne vous moquez pas; l'hypothèse a été faite; elle est présentement soutenue par des hommes très sérieux. J'ai vu moi-même des personnes qui, en me prenant la main, tremblaient de tous leurs membres dans la pensée que j'étais peut-être sous l'influence du démon. Elles étaient fort étonnées de m'entendre prononcer le nom de Dieu... Une dame est allée jusqu'à faire dire une messe, avant de se décider à me consulter... Mais revenons à l'hypothèse, qui est une véritable objection pour la théorie que nous avons cherché à établir. Voici ma réponse.

» S'il y a quelqu'un qui sache ce qui se passe en moi, et sous quelle influence je suis, c'est bien moi-même. Quel est celui qui prétendrait être mieux informé sur ce point que moi? J'ai conscience de mes pensées, de mes actes; je vois mieux qu'en mon état ordinaire; il me semble que je suis dans les meilleures conditions possibles, pour reconnaître en moi l'intervention d'une puissance particulière, s'il y avait réellement quelque chose de semblable. Eh bien, je le déclare après m'être bien examinée, je ne me sers en ce moment que de mes facultés naturelles, modifiées de la manière dont il a été dit. Sans doute, c'est Dieu qui m'éclaire; je ne craindrais même pas d'avouer qu'il m'éclaire, maintenant, d'une manière spéciale. L'action de Dieu sur moi, comme sur toutes les créatures, je la vois avec plus d'évidence, parce que plus l'âme est dégagée des sens, plus elle s'attache à Dieu, et plus elle reconnaît la nécessité du concours divin. Ce concours est général et particulier : général, il s'étend sur tous les êtres; particulier, il se proportionne non-seulement à telle ou telle créature, mais encore à tous les états par lesquels peut passer cette créature. Ainsi, le concours de Dieu me paraît plus grand, par cela seul que je suis plus éclairée ; et par cela seul que je suis plus éclairée, il est réellement plus grand..... Comment vous dirai-je cela ? Plus nous faisons, plus Dieu fait en nous ; plus nous savons, plus il verse en nous de lumières : en sorte que c'est toujours de lui que tout vient, que tout découle, et que, sans lui, on ne verrait et l'on ne ferait rien, pas plus dans l'état naturel que dans l'état magnétique.

» Pour ne m'occuper que de ce qui me concerne, je sens que Dieu agit plus en moi, en ce moment, que dans mon état ordinaire. Mais je ne vois aucun agent intermédiaire entre lui et moi, aucun agent du moins distinct de ceux qui peuvent intervenir dans la veille. Libre à vous d'admettre des agents intermédiaires, des esprits qui nous inspirent toutes nos pensées, qui nous dirigent dans tous nos actes. Mais, on ne peut pas dire qu'il y ait un agent surhumain, spécialement réservé à l'état magnétique, et qui m'instruise des choses que mes facultés à moi, dans toutes les modifications qu'elles peuvent subir, ne pourraient m'apprendre. Qu'un agent de cette sorte puisse intervenir, je l'accorde; mais je nie qu'il intervienne en moi, et que son intervention soit nécessaire. Pour l'état magnétique comme pour l'état ordinaire, je vois mon âme uniquement servie par le fluide vital, dans ses rapports avec le monde sensible. L'existence de ce fluide est aussi certaine pour moi, que l'est à chacun celle de son propre corps; et ses fonctions, quelles que soient leur étendue et leur variété, ne doivent surprendre personne; car, si cet agent est en nous, sans pouvoir y être anéanti, il faut bien qu'il y *agisse*, toujours suivant les conditions où il se trouve. »

IV. Le fluide vital, considéré comme principe auquel se rattachent tous nos sens, peut s'exercer de deux manières : partiellement et collectivement. Quand il s'exerce partiellement, c'est l'état naturel; quand il s'exerce collectivement, c'est l'état magnétique.

Que le fluide s'exerce partiellement, dans l'état naturel, cela vient de ce que chacun de nos sens a sa fonction spéciale, distincte de celle des autres. Ainsi le fluide, par les yeux, ne peut donner qu'une étendue colorée ; l'oreille ne recueille que les sons ; le toucher, le plus sûr et le plus philosophique de tous nos sens, a pour but unique de nous instruire de la mollesse ou de la dureté des corps, du froid ou du chaud, de trois dimensions géométriques... C'est par les expériences successives et fréquentes de chacun de nos sens, c'est en les corrigeant l'un par l'autre, en les combinant et les appliquant de mille manières diverses, que nous parvenons à former des jugements vrais sur les objets qui nous environnent.

Il peut même arriver que, par suite de circonstances exceptionnelles, quelques-uns de nos sens suppléent, jusqu'à un certain point, à l'absence des autres. Chez le sourd-muet, par exemple, le sens de la vue remplace quelquefois celui de l'ouïe : ainsi le sourd saisit, au mouvement des lèvres, la pensée que ceux qui jouissent de tous leurs sens recueillent par l'oreille. De même, chez l'aveugle, le sens de la vue se trouvant paralysé, celui du toucher est extrêmement développé. La force vitale, qui se divise entre les cinq sens pour les entretenir, forcée de se distribuer inégalement, semble transmettre aux sens qui s'exercent les fonctions de ceux qui ne s'exercent pas.

Dans l'état magnétique, le fluide agit collectivement ; il ne se divise plus, il ne se diversifie plus suivant le rôle spécial assigné à chacun des sens. Tous les sens sont également supprimés ; et partant, ils doivent être tous également remplacés, en ce qu'ils sont des instruments de connaissance. Le sujet lucide n'applique pas d'abord le sens de la vue, puis celui du toucher, puis celui de l'ouïe ; voyant d'un côté, entendant de l'autre, touchant par-ci, flairant par-là. Si le fluide magnétique ne remplaçait, chez lui, que le sens de la vue, ainsi qu'on se l'imagine faussement, on pourrait demander comment il sait ce qui est du ressort des autres sens, par exemple, du toucher. Toutes les fonctions des sens se résolvent en une seule : on voit, on touche, on entend à la fois ; et c'est ce qui donne, outre le privilége de porter où l'on veut cette action collective des sens, une incroyable facilité pour analyser et décrire un objet sous tous ses points de vue.

De là, nous pouvons déduire l'acception rigoureuse de cette formule souvent répétée : *Je ne sens plus.* — Je ne sens plus, c'est-à-dire, lorsque je vois, je n'éprouve plus la même sensation que j'éprouvais autrefois, et, d'ailleurs, ma vue n'est pas distincte de mon toucher, de mon ouïe... ; c'est-à-dire, lorsque j'entends, je n'éprouve pas non plus une sensation particulière comme dans la veille, et mon ouïe n'est pas distincte de ma vue ni de mon toucher, etc. En un mot, dans l'état magnétique, l'élément sensible, qui variait suivant tel ou tel sens, s'efface complétement, et il ne reste plus à sa place que le fait d'intuition qui résulte de leur ensemble.

Pour le fluide considéré comme principe des mouvements organiques, on pourrait le comparer à la force qui fait marcher une locomotive. Or, dans une locomotive en mouvement, il y a trois choses principales : une machine, de la vapeur et un mécanicien. Dans l'homme, la machine c'est le corps, la vapeur c'est le fluide, le mécanicien c'est l'âme. Si la vapeur manquait, le mécanicien aurait beau faire et vouloir, la machine n'avancerait pas. De même, si le fluide en nous était épuisé, toute action de l'âme sur les organes serait impossible. D'un autre côté, si le mécanicien n'avait pas sans cesse l'œil à son affaire, la machine marcherait au hasard, suivant le mouvement qui lui serait fortuitement imprimé. Un effet analogue aurait lieu, si l'âme, tout en agissant sur le corps, ne veillait sur lui. Toutefois, il ne faut pas oublier que, dans une machine bien dirigée, tous les mouvements doivent être réglés et prévus en parfaite connaissance de cause; tandis que, même chez l'homme pleinement maître de lui, il s'opère une foule de mouvements involontaires et purement instinctifs, que l'âme produit sans en avoir ou avant d'en avoir conscience.

V. Maintenant, pour bien comprendre toute la série des phénomènes magnétiques au point de vue psychologique, choisissons, avec ma somnambule, deux points fixes, l'état de veille et l'état magnétique complet. On pourrait tout réunir autour de ce double pivot.

La perception des sens répond à l'état de veille; la lucidité répond à l'état magnétique.

L'état de veille, c'est le fluide divisé, particularisé par les sens; l'état magnétique, c'est le fluide réuni, synthétisé, par suite de la modification qu'il a subie.

Dans l'état magnétique, absence de sensations proprement dites; dans l'état de veille, absence de lucidité.

Ne perdons jamais de vue l'opposition qui existe entre ces deux états; ils sont comme les deux pôles des diverses modifications dont le fluide, et, par suite, nos communications avec le monde extérieur sont susceptibles. Entre ces deux états bien distincts, bien tranchés, bien caractérisés, se trouvent échelonnés une foule d'états intermédiaires, par lesquels on passe, lorsqu'on sort de la veille pour arriver à la lucidité. La plupart s'y arrêtent, et ne font que la moitié ou le tiers du chemin ; un petit nombre arrive au terme, qui est la lucidité pure. Chez quelques-uns, il y a, pour ainsi dire, des demi-sensations et une demi-lucidité ; tel ou tel sens est anéanti, tel autre subsiste et s'exerce à côté de la faculté magnétique. Cet état peut donner naissance à une foule d'erreurs ; car, ce n'est ni les sensations de la veille, ni la lucidité véritable. Les personnes qui en sont là peuvent se souvenir de ce qu'elles ont dit ou fait sous l'influence magnétique, par suite de l'action que les sens y ont conservée. Or, sens et lucidité s'excluent, ou ne produisent, en s'alliant, qu'un dangereux mélange.

J'ai dit ailleurs, que le degré de lucidité se mesure ordinairement au degré d'insensibilité physique. On pourrait comparer la perception des sens à la lumière naturelle, et la lucidité à la lumière artificielle. Plus on laisse pénétrer de lumière naturelle dans une chambre, moins la lumière artificielle y est sensible. Une lampe ne se voit pas en plein jour ; mais elle reprend tout son éclat, lorsque les volets sont fermés. De même, la lucidité ne peut se montrer tout entière que lorsque les fenêtres des sens sont entièrement interceptées. Car, tout ce qui est donné au sens est enlevé à la lucidité. La comparaison est imparfaite, si l'on fait attention que la lucidité, représentée par la lumière artificielle, est supérieure à la perception des sens, dont la lumière du jour est l'image ; mais, à cela près, elle est juste.

S'il y a des magnétisés qui demeurent forcément dans cet état mixte que je viens de signaler, sans pouvoir aller au delà, on en trouve d'autres qui peut-être ne veulent pas en sortir. Ils entrevoient la lucidité, mais ils ne s'en soucient pas. C'est un trésor que l'expérience leur montre souvent plus nuisible qu'utile à ceux qui le possèdent. L'exercice de la lucidité leur paraît peu compatible avec une bonne santé ; ils y renoncent ou ne s'en servent que pour eux-mêmes. D'autres encore sont très indolents ; ils parlent à peine, restent entièrement immobiles, et indiquent l'épigastre ou le sommet de la tête comme siége de la perception, parce qu'il leur en coûte moins de communiquer par là avec la foule des curieux. J'ai entendu raconter qu'un médecin, ayant été magnétisé, était devenu lucide. On attendait des merveilles de lui ; un médecin somnambule ! c'était ravissant. Mais, à toutes les instances qu'on lui fit au sujet de son art, il ne répondit que ces mots : « N'est-ce pas assez de faire de la médecine quand on est éveillé, faut-il s'y livrer encore en dormant !... »

J'ai parlé plus haut de fluide synthétisé, pour caractériser le mode des fonctions du fluide dans l'état magnétique. Pour nous expliquer ce qu'il faut entendre par ce mot, revenons, un instant, sur une comparaison établie déjà par ma somnambule entre le fluide vital et la lumière blanche, le système nerveux et le prisme. L'action magnétique a pour but d'empêcher la *décomposition* du fluide vital par le système nerveux. Dans la veille, ce fluide se trouve modifié et particularisé sur-le-champ, par la nature même des choses ; de là vient qu'on chercherait alors inutilement à porter au loin ses moyens de connaître, comme le font ceux qui jouissent de la lucidité. Or, la physique nous enseigne deux manières de recomposer la lumière blanche, une fois qu'elle s'est divisée, en passant par le prisme, en sept rayons partiels : c'est de faire converger tous ces rayons en un même point, ou bien de les ramener au parallélisme, en opposant un second prisme au premier, de manière à en détruire l'effet. Ce que la physique nous apprend de la lumière, on pourrait l'appliquer au fluide magnétique, qui est la synthèse du fluide vital. En effet, en magnétisant, on concentre sur un même point, le cerveau, tous les rayons du fluide vital, qui, cessant alors de s'échapper par les sens, laisse ceux-ci dans l'inaction. On pourrait aussi concevoir une seconde manière de synthétiser le fluide : ce serait de considérer le magnétiseur comme produisant, à l'égard du magnétisé, le même effet qu'un prisme envers un autre prisme juxtaposé ; de telle sorte que le fluide du sujet s'échappe tel qu'il est au foyer d'où il émane, et non plus divisé par les nerfs, comme cela avait lieu auparavant.

« Si l'on pouvait bien concevoir, dit ma somnambule, cette modification que produit l'action magnétique ; si l'on se représentait nettement ce fluide qui résume tous les sens, sans être aucun d'eux en particulier, toutes les difficultés que soulèvent, soit la veu à distance, soit la pénétration des corps opaques, soit même la prévision, s'évanouiraient. On s'expliquerait aussi certains phénomènes de la veille qui tiennent de la lucidité. Mais il est difficile aux personnes qui ne sont pas dans l'état magnétique de concevoir le mode d'existence et les moyens de connaître attachés à cet état; ce n'est que par des analogies avec l'état ordinaire qu'elles peuvent y arriver. »

J'ai soulevé, autant qu'il m'a été possible, un coin du voile, qui cachait à l'œil de l'observateur la raison des phénomènes magnétiques. J'ai étudié la vie dans ses diverses modifications; mais tout n'est pas dit, tout n'est pas éclairci. Je n'ai fait qu'effleurer les principes d'une science nouvelle, dont on commence à sentir la portée. Il s'en faut assurément de beaucoup, je le déclare sans fausse humilité, que toutes les questions soulevées dans cet écrit aient reçu une solution suffisante; il en est qui n'ont été qu'ébauchées, quelques-unes même simplement indiquées. D'autres viendront après moi, qui, travaillant sur ces données, agrandiront l'œuvre, sans toutefois la compléter jamais; car la mine est inépuisable.

ERRATA.

Page 104, ligne 9, *au lieu de :* les objets intérieurs, *lisez :* objets extérieurs.

Page 122, ligne 17, *au lieu de :* extrêmes, *lisez :* externes.

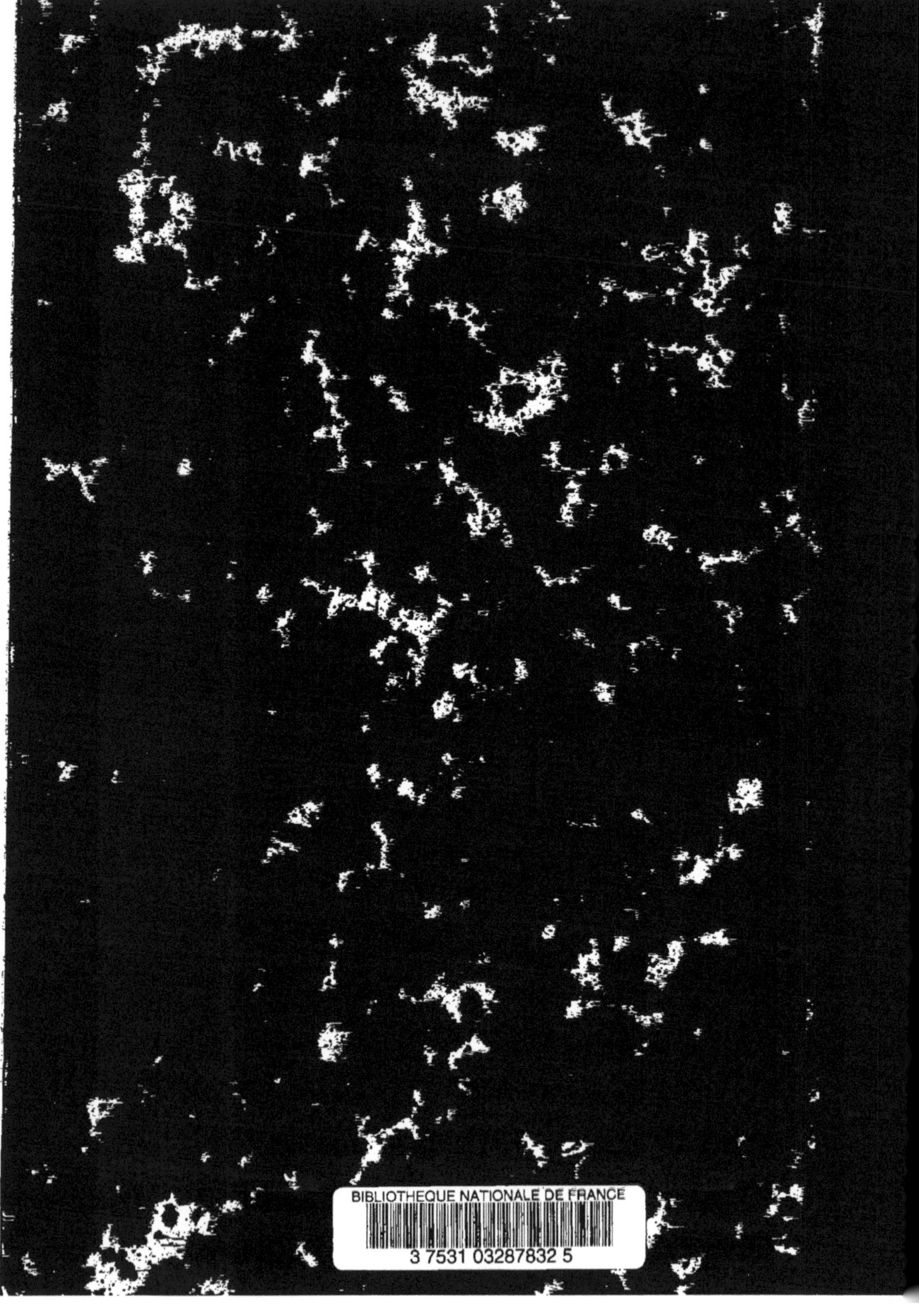

www.ingramcontent.com/pod-product-compliance
Ingram Content Group UK Ltd.
Pitfield, Milton Keynes, MK11 3LW, UK
UKHW020117200726
13856UKWH00002B/589

9 782011 745293